百态人生

邓海生

壹嘉出版

壹嘉出版

旧金山·2020

百态人生/ Tastes of Life

by 邓海生/ Haisheng Deng

本书中文版由邓海生授权壹嘉出版®/1 Plus Books®
在美国独家出版发行

ISBN：978-1-949736-10-6

Library of Congress Control Number: 2020901200

出版人：刘雁

封面题字：邓海生

封面照片：邓海生，Thiago Cerqueira with UnSplash,
Chien Pham with UnSplash

装帧设计：壹嘉出版®

出版：壹嘉出版®/1 Plus Books®

定价：US$19.99

美国·旧金山·2020

电话：1（510）998-7456

http://www.1plusbooks.com

contact: info@1plusbooks.com

目 录

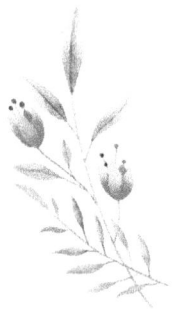

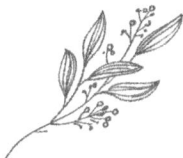

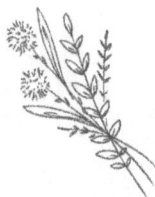

自 序

应该说，这本《百态人生》实际上是我三年前集成的那本《域外随笔》的2.0版，因为新旧两者均属随笔之作，而且新书中的部分内容也是从旧书中筛选过来的。

之所以要做这种版本升级，有两方面的原因。一是因为沉淀了一段时日之后，我发现《域外随笔》有个令人难以释怀的遗憾，那就是收进书里的那些文字均缘于随兴，想到哪儿写到哪儿，以致头绪纷杂，有目无纲，很难在读者心中形成一个既完整又较为深刻的印象。就好像一支曲子，听起来全是音乐语言，却形不成鲜明的主旋律。二是《域外随笔》里的文章，绝大部分都是我在一家中文报纸上发表过的，而那家报纸在选取杂文稿件时似乎很忌讳笔风辛辣，大凡带点针砭意味的文章都不予录用，所以该书就基本上只有对美好事物的颂扬，没有对负面人性的批判。其不足之处是它既没有全面地反映我对周围世界的多角度审视，也很难起到文学作品应有的的警示作用。

本书的素材，大都来自我身边的亲朋或曾与我有过长期接触的故旧，尤其是与我朝夕相处的家人。这当然是因为我对他们有较深入的了解，写起来既得心应手又不至过于浅薄。但是需要说明一下，我对他们扬也好，抑也罢，都只是在尽力突出他们身上最具感召与劝诫作用的那一部分，使其能对读者的心灵有所触动，并产生一些积极的效果，并无刻意为亲者美言之意。事实上，书中每则故事的主角都是芸芸众生中的寻常人等，各有短长，只是我为了写作的需要有所取舍而已。

本书里的一百多篇文章，所描述的多为凡人小事，绝对与叱咤风云四个字沾不上边。可是人都是生活在现实世界里的，即使是无名小卒也不可避免地要受到社会大环境的长期浸淫濡染，因而在思想与行为上会被赋予某些时代特征。所以，如果将来有人读过这本书后还愿意做些比较深入的思考，他的心中就很容易浮现出我们所处的这个历史阶段的社会风貌，并为之兴叹，正如同今天的考古学家能根据那些出土的残陶断简推想出该文物产生时的历史踪影，让世人为之震惊。当然，这只是我个人的想法，本书将来能否真的具有一点文物价值，还只能是那时的读者说了算。

邓海生　　2019年9月6日

美国掠影

海伦老师

我是2008年成为美国公民的。此前，我在一个华人图书室组织的补习班进行了将近一年的英语补习。义务辅导我们的老师叫海伦。

海伦老师那时已经七十好几了，面容清瘦，也谈不上精力充沛，但是工作十分投入。每次上课，她都带一些与讲授内容有关的图片与画册，使得她的讲解直观简明易懂好记。看得出来，她并不因为自己轻而易举就能应付差事而稍有懈怠，总是很认真地备课。

中国改革开放后，海伦老师曾到北京外国语学院执教十多年。在那里，她与一位中国语言专家喜结连理。也许是这段异国婚恋让她深感甜蜜与幸福，她很喜欢在讲课时穿插一些在"北外"工作期间的轶闻趣事。

其中最有意思的是，那年美国总统访问北京时遇上感恩节，按照美国人的传统，他想吃一顿火鸡大餐，可是负责接待的中国厨师没谁会烤火鸡。情急之下，中国外交部只好派专车把海伦老师请到国宾馆去当临时主厨，现场指挥火鸡大餐的全程制作。结果，总统如愿以偿，对海伦老师大加称赞。海伦老师笑着对我们说："没想到我这点并不高明的手艺居然还缓和了一场国际尴尬局面。"逗得我们也都笑了。

海伦老师长期从事对中国学生的英语教学，很善于根据学生的特点遣词造句和控制语言节奏，她的英语叙述我大部分都能听懂，所以她常让我给其他同学当翻译。翻译多了，我逐渐意识到她闲聊的内容其实都与我们的教材紧密相联，根本没有离题走板，真的是寓教于笑谈，别具匠心！

不幸得很，海伦老师的丈夫跟她一起回美国不久就罹患了癌症，到2008年春末，生活已无法自理了。即使在这种情况下，海伦老师还是放心不下我们的课程，仍按时到图书室进行辅导。有一天，我见她满脸疲惫，心情也略显沉重，估计是她丈夫的病情恶化了，便对她说："您应该停下这里的教学工作，多留些时间陪丈夫。这里有好几位员工英语水平还不错，可以接替您。"不知是接受了我的请求，还是实在支撑不住了，海伦老师上完后面的一次课后就中止了辅导工作。我依依不舍地送她到图书室门外，她临上车时递给我一张名片，希望我抽空去她家坐坐。

当年十月中旬，我顺利地通过了入籍考试，第二天就去海伦老师家报喜并致谢。这时，她丈夫已到癌症晚期，由一位家庭服务人员全天候照顾。海伦老师又憔悴了许多，不过还是打起精神向我询问英语补习班的情况。我临走时她送了我一本很厚的书，书名为《长征路上的女人们》，是她采访过二十二位两万五千里长征女幸存者后撰写的。书中详尽而客观地描述了在那个举世瞩目的历史事件中，一大群不同凡俗的年轻女子的理想与抱负，经历与磨难，婚姻与爱情，离合与悲欢。正是通过这本书我才得知海伦老师原来是美国一所知名高等学府东亚历史研究所的研究员，著述颇丰。一个学术地位如此之高的老人，对我们几个小学级学生的英语补习也那么尽心尽力，实在可敬可佩！

小 费

我曾在东湾一家餐馆打工一年多。那是一家快餐店，客人从点餐付款，按号领取盒装饭菜，到吃完把饭盒往垃圾袋里一扔就走人，基本上都是自助，所以不必另以小费相谢。不过店里还是在收银处摆了一个广口玻璃瓶，并装入几美元的零钞，以示若有人自愿给小费，也多多益善。

这玻璃瓶还真的没有白摆，每天总有些好心人为感谢我们的辛劳而往里面扔钱。晚上收班时一清点，每个打工者常有六七块钱的额外收入。钱不算多，却超过了我们日工资的八分之一，所以大家对它都相当在意。然而正是太在意，又让它衍生出了种种圈外人不大知道的故事。

这个店开张营业的初始阶段，玻璃瓶里的小费是由一位人称徐姐的女员工独占的。这位徐姐心高气躁，稍不顺意就摔门踢桶，人们看不下去，常背后讥讽她'徐娘半老，肝火犹存'。可是她搞餐饮近二十年，厨艺了得，是为这个快餐店迅速打开经营局面立过功的开业元勋，连老板都常对她礼让三分，所以大家对她独占小费只能是憋一肚子闷气又无可奈何。

我进店不久，徐姐就辞职到南湾另谋高就了。老板不知是有意还是无意，并没有就纠结已久的小费问题明确表态。可是一连几天那小费都不翼而飞，大伙深感不忿，乃请老板明察。一头雾水的老板也觉得甚是蹊跷，赶紧将监视录像拿回家回放。原来是一位不大爱说话的大学生员工每晚下班时故意晚走，悄悄地将那小费昧入了私囊。老板照顾读书人的面子没有公布这个回放结果，只规定自即日起瓶里的小费由当班的全体员工均分。半个月后，那大学生员工许是意识到旁人的目光不如往常和善，也黯然离店而去。

老板的新规颁布后，员工们很是高兴，而且开始在争取客人多给小费上下功夫，最典型的做法是优化服务。记得有个瘦高瘦高的老美，每次吃午饭都提前打电话到店里订餐，并于十分钟后准时到达。大家摸清了他的行动规律，一接到他的电话就跟迎贵宾似地积极忙活起来，这个往快餐盒里盛米饭，那个接着往米饭上堆积蔬菜，主厨则开始烤他喜欢吃的肉片，连收银员都偷空先把饮料倒好，只等那位老美一进店坐定，就由一位年轻大方的女员工春风满面地一起端上去。那老美是几乎天天都来的常客，自然能察觉到饭菜的质与量都越来越好，员工的服务也明显超过了自助餐，终于从某一天开始，他每顿饭都把一张十元的美钞交给收银员，并说道："Keep the change！"其实那change也就是两美元而已。

在美国，收小费是常事，不足为怪。可是因小费而演绎出这样一类故事来，总让人一回想起来心里就不是滋味。

不流浪的流浪汉

我每天早晨都到附近的CVS百货店买报纸。途经离该店最近的一个十字路口时，总能见到一个头发和胡子连成一片的大个儿白人男子。这男子看去约莫五十多岁，除了不言不语地在路口来回走动，或是坐在路边的木制长椅上眯着双眼养神，就别无所事。看得出来，他是个流浪汉，只是不东奔西颠地到处流浪而已。

这位不流浪的流浪汉每天流连于这人来车往的热闹地段已近十年了。其间，市面上天天重复着同样的的繁忙，行色匆匆的路人也都似曾相识，他自己却在物换星移之中有了明显的变化。

我开始遇见他的那几年，他还没有多少衰老的迹象。特别是他那高大而挺拔的身躯，让人一看就觉得那一身健康资本足够他耗费二十来年，还多少有点暗自羡慕。不过这并不是他最引起我注意的所在。我第一次将好奇的目光投向他，源于他的嗜好。那天，他旁若无人似地当街吞云吐雾，弄得满街青烟飘飞，烟味儿四处弥漫，巧的是那烟味儿恰恰与我戒烟前在国内最爱抽的凤凰牌香烟的香型一模一样，让我一下子产生了那么一点点他乡遇故知的兴奋，禁不住要多看他几眼。而且自那以后我每次从他身边经过，都不会像遇上了其他体气难闻的流浪汉那样要悄悄加快脚步。

大约是四五年之后，这流浪汉的状况有了下滑的趋势。显而易见的是他本来就略呈外八字形的双脚越发往外撇了，以至来回走动迟缓了好些。此外他的穿著也渐显邋遢。以往，他的衣裤鞋袜虽然谈不上光鲜，隔上一年半载总会有些更换，甚至还有过一两次亮眼的时候。可是现在，一套行头一穿到底，总脱不下来。幸亏这地方寒来暑往温差很小，不然他还真不好对付。而最让我感叹的是，他开始乞讨了。好几次我见他坐在那个木制长椅上，眼巴巴地望着从跟前经过的行人说："Change！"一个人活到这个份上，就着实是相当悲哀了。

一个上了点岁数的流浪之身要说垮下来，那也就是弹指之间的事，他的这种悲哀没过几年就变成了不幸。打从去年起，就不怎么见他叼着烟卷，混在行人中边走边吸，一会儿踱过马路那边去，一会儿又从马路那边踱回来。他那长长的头发和胡子既油腻又不见梳理，脏兮兮的衣服也出现了好几处磨损和绽线。以往邋遢也好，乞讨也好，总还有那么一点精神头。可如今他连坐在木椅子上消磨时光的力气都没有了，干脆两腿伸得直直地坐在地上，背靠着木椅歪着脑袋打盹，或是撸起袖筒或裤管，露出瘦骨嶙峋又布满小红点的胳膊和大腿，左抓抓，右挠挠，一派残暮人生的凄凉。

其实，在我生活的北加州湾区，类似的流浪汉为数并不多，可是他们常让我心中泛起一种难以排解的疑惑：连繁荣富强举世无匹的美国都还天天延续着这令人唏嘘的一幕，人类社会到底要发展到什么程度才能彻底消除人生旅途上的凄风苦雨。

我唱《草原之夜》

《草原之夜》是上世纪六十年代初一部中国西部电影的插曲。说的是茫茫草原上，一位青年在沉静的夜色中一边弹琴一边思念心中的恋人，苦无鸿雁传书，只好寄希望于来年冰消雪化之时，姑娘远道而来陪伴自己的琴声。词和曲都写得朴实无华，未必能激起时下那些喜欢追求刺激的粉丝们的热情，可是在那个不许男女相拥跳舞，不许一般人看外国电影，甚至不许大学生谈恋爱的特殊历史条件下，这首歌的出现犹如冲决了堤坝的一股洪流，一泄千里，几天之内就风靡了大江南北，唱遍了长城内外。人们的感情，特别是青年人的感情，压抑得太久了，实在是需要痛快淋漓地宣泄一下！

我那时读大三，正处于青春焕发的金色年华，对这首歌自是钟爱有加。没想到的是，它后来几乎伴随了我一生，而且有几次唱它时，在我心中留下了难以磨灭的记忆。

第一次是一九六二年的深秋，我随班到远离西安市一百多公里的一所县立中学去进行教学实习。学校很高兴被选为实习点，为我们举办了一个全校师生都参加的联欢会。我平时并不怎么唱歌，这一次在当时新潮的推动下，唱了刚流行不久的《草原之夜》，不料竟博得了经久不息的热烈掌声，只听得台下一声声高喊："再来一个！""再来一个！"这意外的盛况把我的同班同学都惊呆了，一个个捶着我的胸脯说："你这家伙真会保密，歌唱得这么好我们竟然一点都不知道！"也把我自己弄得既激动又茫然：那么业余的我，歌声怎地就会引起如此强烈的反响呢？

另一次是一九六六年的暑假，我带着燕尔新婚的妻子到北京小住了一段时间。有一次去颐和园遊玩，两人泛舟于昆明湖上。那举世闻名的皇家园林在灿烂的阳光照耀下，湖光映山影，秀色可餐，让妻子一下子来了兴致，停下桨来对我说："唱支歌吧！"我也正为那云在水底，船在天上的奇异美景所陶醉，心情大好，脱口就情真意切地唱了那首《草原之夜》。这首歌我唱过无数遍，妻子也听过无数回，只有这一次，两人都沉浸在如梦如幻的幸福之中。

第三次是我来美国之初，在一家快餐店打工。有一天，老板又让我唱支歌娱乐一下顾客。我匆匆忙忙放下手里的活计，来不及多斟酌便驾轻就熟地唱了《草原之夜》。我原以为老外们对这首缺乏摇滚粗犷与刚猛的中国情歌不会多感兴趣，最多也就是跟着节拍晃晃脑袋而已。哪晓得一曲唱罢，满座欢腾，种种由衷的赞美之声此起彼伏，好几位热情的客人还赶紧跑到收银台前往我们的聚宝盆里扔小费。大约十分钟过后，一位二十六七岁的中国小伙子走到我跟前，把一张五美金的小费塞进我手心，低声说："你的歌声很有震撼力，激起了我一段非常美好的回忆，谢谢你！"说完，转身快步走出了店门，而就在他转身的一刹那，我分明看见他的眼角闪动着泪花。我不禁怅然呆立了好一阵。我在想，他的心中一定深藏着一则极为凄美的爱情故事！

如今我已年过八十，嗓音不复往昔的激越洪亮，但我还是经常哼唱这首《草原之夜》，因为一哼起它，我的脑海里就仿佛会浮现出我人生旅程中的那几处美丽的风景。

清 淤

十年前，我曾在北加州东湾一家台湾人开的快餐店打过工。

这快餐店的半成品制作间用水量比较大，紧挨着东西两面墙各有一个用瓷砖砌成的水槽。东槽与工作台齐高，用来洗小件餐具和各种果蔬肉类，废水直接流进槽下封闭着的沉淀池里。沉淀池很深，废水流入后残渣沉到底部，逐渐腐烂化解成糊状，稀释后就随着水流从上部的暗沟排出。西槽起于地面，长宽各约二尺，深不及20公分，适于洗拖把和大一些的容器，废水经一根地下管道通向东槽下的沉淀池，跟那里的废水一并处理。

废水里的残渣并不容易很快就腐烂化解，隔上三五十天就会淤积到排水口处，使得废水排放不畅，甚至从沉淀池的盖板缝隙间溢出。这时，老板娘就会重新调整一下我们六个打工者手头的活计，腾出一两个人来清淤，也就是用一个长柄铁勺将沉淀池里的淤泥掏出来，装入一个约50公分高的圆形塑料桶里，然后再提出店外倒入一个专用的大铁箱里，等专人来收集。

清淤是个苦差事，既脏且臭又费力，我们每次都得戴上口罩和手套，蹲在沉淀池口折腾近两个小时，又累又恶心。老板娘倒也体谅大家的辛劳，每次清淤后，不是当晚把我们拉到某家火锅城来一顿自助餐，就是翌日清晨上班前请我们去麦当劳吃早点，把我们心里的那点不平抹得一干二净三光溜。

可是清淤时，也会遇上东西槽间那根地下管道被堵的事。老板娘知道，这是我们几个只会烹煮煎炸的人无法解决的难题，必须请专业的下水道清理工来处理。

她常请的是一位名叫杰克的白人青年。小伙子身高将近1米90，长得又匀称又结实，还蛮有气质，大家都在背地里为他没去当服装男模而惋惜。杰克言语不多，第一次走进我们半成品制作间时，只说了声我们都听得懂的"How are you"便开始埋头工作。他不像我们那样怕脏怕臭，既不戴口罩也不戴手套就单腿跪下，将沉淀池的铁盖挪开，按步就班地进行针对性的检查。他先用一根带钩的铁棍往地下管道里捅了几下，没探到什么，便找老板娘要了一个黑色的大号塑料袋铺在地上，然后躺在上面，探出半个上身，再挽起袖管，连胳膊带铁棍一起伸进地下管道查找堵塞点。大约是问题出在管道的中段，铁棍加胳膊都无法探及，他只好使出杀手锏，用一台转速极慢的电动机，驱动一根手指粗细头上带钩的钢丝绳，眼镜蛇觅食似地钻进那根管道深处，受阻后再反向退回，把堵塞物钩出来。一次没钩净，再重复几次。管道疏通后，他还左右开弓两手各提一个塑料桶，一次又一次地将沉淀池里的淤泥提出店外。人高马大的杰克，看起来干得很轻松，一个多小时下来也是汗流满面，额头上还留下几道泥痕。

杰克是我看到的第一个能放下身段干脏活累活而且十分敬业的美国白人，印象格外深刻。就如同尊重每一个以辛勤的劳动讨生活的人，我对杰克心存敬意。

沉重的纽约行

2001年9月29日，女儿带我去纽约逗留了一星期。看看纽约这个知名的国际大都会是我久有的夙愿，可是这个夙愿的实现是在震惊世界的911恐袭十八天之后，就让人别有一番苦涩在心头。

飞机是大清早抵达肯尼迪机场的。那天，纽约地区的天空乌云密布，除了东方天际有几处淡淡的鱼肚白外，其他地方都举目阴沉，让人感到压抑，而且在后来几天的行程中，类似的感觉一直挥之不去。

我们下榻的旅店离洛克菲勒中心不远。我和女儿的房间都在第三十五层楼上，临窗远眺，视野倒还宽阔，但是窗口都朝北，所以看不到我们最感关切的911恐袭废墟。女儿告诉我，她一个多月前预定的旅店原本在中央公园以北的偏远地段，恐袭发生后很多惊魂未定的游人都把房间退了，店家为了留住客人，不加房费就主动把我们重新安排到了较繁华的街区。不过，我虽得了住店的一部分优惠，却高兴不起来，施与优惠，其实是旅游业者在受到911冲击后的无奈之举。

住进旅店后，我和女儿的第一个行动就是到世贸双子塔的原址去亲睹911恐袭造成的创痛，并对恐袭中的无辜死难者致以默默的哀悼。

世贸双子塔紧靠曼哈顿岛南端，临近哈德逊河，与举世闻名的华尔街相距不远，在高楼林立的纽约市曾是耸入云霄的擎天双柱，蔚为壮观。不幸的是911恐袭时，它们分别被两架遭劫持的大型客机撞毁，坍塌成了一片由钢铁与水泥的残块堆成的废墟。我们到达那里时，一大批工作人员和川流不息的大型运输车正在对废墟进行日以继夜的紧张清理。我们沿着离废墟约两百米的黄色警戒线缓缓而行，看着从废墟堆里伸出来的一根根曲扭的钢梁，看着街头一家家门破窗毁的店面，看着停车大楼里一辆辆覆盖着厚厚的尘土，主人已不幸离开人世的小轿车，不由得一阵阵痛楚揪心。

911恐袭总共夺去了2996人的生命，其中包括343名赶赴现场实施紧急救援的消防人员。我对这三百多名消防人员尤其怀有崇高的敬意。他们没有豪言壮语，也不高喊口号，可是面对死亡的威胁，他们没有丝毫的恐惧与退缩，或从容镇定地进行救护指挥，或逆着逃命的人流奋力往烟火四窜的高楼上冲，直至以身殉职。他们用自己对事业的无限忠诚谱写了这次事件中最悲壮的一页。

纽约人是坚强的，恐袭没过几天，整个城市就活力依然了。我和女儿按事前的计划在纽约游览景点，看百老汇演出，还参观了几个博物馆，没感到任何异常。只是911恐袭形成的那堆山丘般的废墟好像一直压在我的心头，让我的这次纽约之行显得格外沉重。

从回锅肉说起

我爱吃回锅肉，无论去哪家餐馆吃饭，必点这道菜，每次吃完也总觉得余味无穷，心满意足。可是有一家的回锅肉，却弄得我哭笑不得。

那是两年前秋日的一个傍晚，快要吃晚饭了，我和我太太不约而同地想打一回牙祭，便一起去了商业中心西头的"佳佳饭庄"。落座后，我们点了一荤一素一汤，外加两碗米饭。不用说，那一荤就是回锅肉。那天客人不少，我们等了十多分钟服务员才端上菜来。令人大感意外的是，他端来的那道荤菜与我们心中的回锅肉相去太远：白生生的肉片，软耷耷地堆了一盘，既没有被炒过的迹象，也没有什么配菜相混，更看不到葱姜蒜和辣椒的踪影，倒很像是刚从白开水里捞出的水煮鱼片。两人瞪大了眼，左看右看看不出个眉目来，直以为是服务员错把别人的菜送到了我们的桌上。

正欲举手发问时，那送菜的服务员早有准备似地赶紧过来抢先说道："这就是回锅肉。"我说："这是哪个菜系的回锅肉，我怎么从来没有见过？"

服务员听我这话似有点行家的口吻，忙笑着说："我们知道中国人可能不喜欢这种烹制方法，可是老美就乐意这么吃，我们也只得这么投其所好。要不这样吧，我给两位换一道菜，任你们另点，行吗？"

我心想，既然人家已送到桌上来了，好歹也费了一番功夫和油盐，便在谢绝了服务员的好意后，跟我太太一起凑凑合合地将那盘美式回锅肉分享了。不客气地说，那味道跟在滚水里烫了几下的鸡胸肉片没多大的区别。

有了这次不顺心的经历，我就再也不愿光顾"佳佳饭庄"了。遇上嘴馋时，便拽着太太到它北边不过一箭之遥的"福满楼"去潇洒一回。

"福满楼"是一家地地道道的四川饭店，川味十足。香辣可口、肥而不腻的回锅肉更是做得让我饭量大增。吃过几次，高兴得我见了熟朋友就帮它作义务广告员。可是不知怎的，这么一个极具特色的好饭店，不到三年便悄然关张了，实在令我诧异。

令我诧异的还不止这家四川饭店，就在"佳佳饭庄"另一边不远处，有一家印度人开的餐厅，听说经营的是绝对典型的印式料理，香料多，烧烤出色，咖喱别有风味，很得其本国侨民的青睐。可是我每次从它门前经过时，总有些冷清之感，蛮担心它会维持不久。不幸的是我的担心不是杞人忧天，不到一年的时光，它的老板便真的关门走人了。

两家特色鲜明的饭店都栽在这堪称繁华的商业区，好像有些不可思议。细细琢磨一下，其实并非偶然。原来在这地段熙来攘往的人群中，百分之九十以上都是土生土长的美国人或拉美移民，他们的饮食习惯与亚洲人大异其趣，所以你越是坚守自家特色就越容易水土不服，最后落个无疾而终。"佳佳饭庄"能热热闹闹地维持下来，那是由于他们有大胆改革回锅肉的那种适应能力。

中国文人常爱说，"越是民族的，就越是世界的。"看来，这话未必什么场合都适用。

打工者的酸楚

来美国后，我打过几次工，都是在餐馆里干些粗活。开始时我以为我的打工伙伴们都有合法身份，相处日久，交谈渐深，我才发现他们大都是偷渡入境的非法移民，几乎每个人都有一段难言的酸楚。

有个二十来岁的小伙子，老家在福建，结婚刚三年就到了美国。他是藏在一艘货轮的底舱里混过来的，先在洛杉矶装扮成船员登岸，后辗转来到北加州湾区。他说，他为了此次偷渡，打点各关节总共花了四十万元人民币，全是从亲戚朋友那里借的。我听了不觉一惊，问他："国内经济发展很快，发财的机会不少，你拿这四十万当资本做点生意，说不定也能混个百万富翁，何必要受这份罪跑出来？"他说："我的老家地处东南沿海，早年就形成了一种乡风，家家都得有个把男人漂洋过海挣钱，不然会遭人鄙视笑话。"我又问："你一下花了这么多钱，什么时候缓得过劲来？"他挺乐观地说："我算过这笔帐，先用四年还债，再用六年净赚，十年一满我就卷铺盖回家！"在餐馆打工，吃住有保证，花销不大，他的计划是有可能实现的。可是这抛妻别子的漫漫十年会引来多少泪水暗流的不眠之夜！

另一位是四十多岁的张姓男士。几年前这家饭店开张时，他曾是主力大厨。干了三年，挣了一笔钱，回国去了。这位张大厨神通广大，去来如串亲访友，两年后又突然出现在店里了。老板见他是帮自己创业的功臣，继续留用他，顺便问他这回是怎么过来的。他很得意地压低嗓子说："我这回只花了八万，人家就把我从天津一直带到了你的店门口。"

可悲的是，这位老兄还没做满四个月就突然头晕目眩无法上班。休息一星期后虽有好转之势，可是老板担心他患的是轻度脑中风，一旦严重复发有个三长两短，店里得承担很多罪名，赶紧替他买了张机票把他打发回国了。这一趟，他肯定连支付蛇头的八万元交易费都没挣够。

最惨的是一位来自东北的老赵。他是花了十五万元，让黑中介替他办好各种假证件，以商务考查的身份来美国的。已在好几家餐馆做过。此君胆小，揣着几份假证件总有些心虚，一看见穿制服的彪形大汉就以为是联邦警察，悄悄往一边躲。更麻烦的是他患有严重的糖尿病，每天跑厕所无数次，吃饭时自己煮点少油寡盐的瓜菜果腹。终于有一天被老板娘察觉，很快就被辞退了。离店时，大伙见他一脸菜色，都劝他早点回国保养身体，他也连连称是，可是五天后，他从洛杉矶打电话来告所他的原室友，他又在那里的一家中餐馆找到了工作。室友带着同情责备他："你还要命不！"他哽咽了："挣不够十五万，没法回去见亲友。我也是迫不得已！"

美国离不开非法打工者，类似的打工悲剧比比皆是，不足为怪。怪的是这一幕幕都出现在世界上两个最富有的国家之间，让人不好想。

服务街头乐趣多

从2005年到2008年，我身穿荧光背心，手持带有stop字样的交通指示牌，在一个十字街口服务了三年多，职业名称叫"crossing guarder"，也就是引导小学生们过街的保安员。每天在学生上午上学和下午放学时各工作一小时，但是每个工作日按四小时计酬，大体可以维持我的生计。

如果一定要挑剔的话，这个工作有点枯燥。说是上下午各工作一小时，其实上学和放学的人流高峰都只有十来分钟，紧张过这十来分钟，我基本上就无事可做了。为了消磨这孤寂无聊的剩余时光，我常常提着那块交通指示牌，沿着十字街口的四条过街人行道构成的方框作不离岗位的遛腿，或是站在方框的东北角上，享受一下近旁那户人家前院内树丛里散发出来的一种十分怡神的桂花清香。

不过，这工作的乐趣还是远多于枯燥。最大的乐趣就是每一个人流高峰到来时，我带着一批批天真活泼的孩子顺顺当当地过了马路，就乐滋滋觉得自己这点余热总算起了点作用。特别是在一下子涌来很多孩子，交通情况突然变得特别复杂时，我会摇拨浪鼓似的摇动手中的交通指示牌，使劲吹一长声警哨，然后快步走到十字路口的正中心，再高高举着交通指示牌原地旋转三百六十度，将所有车辆止住，让孩子们毫不担心地走过自己要穿过的马路，直到每一个孩子都已到达安全位置，我再斟酌情况分别给各路车辆放行。我的动作做得既果决又熟练，几乎所有的驾车人从我身边驶过时，都会报以满意地微笑。这时，我既感激驾车人的密切配合，又再一次看到自己这个岗位的价值，颇有些自豪。

我的工作受到过往车辆驾驶人的赞许，也得到许多其他目击者的支持。往返经过我这个十字路口的学生，有一部份是由其家长陪伴着的。这些家长在带着孩子接受我的引领时，总会很真诚地向我表示感谢。遇上重大节假日，好些家长还会教自己的孩子送我一些糖果或精美的贺卡。一个如此平常的工作也能受到人们由衷的尊重，在接受礼物时，我心里总是热乎乎的，与这些家长和孩子的关系也越来越亲密。一位在中国工作过几年的家长对古老的华夏文明很感兴趣，熟悉我之后希望我利用暑假教她女儿中文，我欣然应允，收费只取一般家庭教师收费的二分之一，我的主要目的不在挣钱，而在于增进相互交融。

在街头站了三年多，还让我结识了不少时常碰面的华人朋友。他们大都比我移民晚，看我有了工作，接触面广，猜想我对美国的情况了解比较多，就喜欢等我下班后站在街边跟我聊几句。住得近的甚至还把我邀到家里叙谈一番。还真有两位听了我的介绍后，抓住机会领表进行住房申请，终于搬进我们这个许多老者都求之不得的老年公寓，成了我的近邻。现在一提起这事，他们就笑着说，"百年修得同船渡"，能住到同一个公寓里来，至少也得有好几百年的前世修行吧！

公寓义工

在美国，做义工是很寻常的事，不论男女老少，只要体力和时间允许，都会很乐意地参与其中。我们这个老年公寓入住的最低年龄是六十二岁，四百来位居民大都已老弱病残，也还有一百多号人坚持从事义工服务。

公寓里的义工服务涉及的范围很广，逢年过节组织联欢会，定期给居民发放食品或销售果蔬，有突发事件时出面处理，培育院内花木，在图书室整理报章杂志，护理行动不便的老者，帮慈善机构编织供施舍的衣物等，都在其列。不同的服务有不同的特点，所以当义工的人最好能大体做到人尽其长。

培育花木的义工，主要负责一大片月季花的生长繁殖。养花没有种土豆那么简单，秋后要剪枝，春回大地后要适时浇灌，还要根据它们的长势作针对性的施肥，其后还可能要作弥补性的追肥，都有一定的技术含量，所以参与者大都有些起码的园艺常识和爱好。由于这个团队分工合作，配合默契，工作颇见成效，每到开花季节，深红的、粉红的、白的、浅黄的、金黄的花朵又大又鲜艳，在满眼的青草绿树之中显得格外赏心悦目。常有老人在花前流连观赏，甚至还引来一些业余爱好者摄影或写生。

整理报章杂志的工作不像培育花木那样有很强的技术性，但也不可虚与应付。到图书室来读书看报的人未必人人都很注重小节，部分人会在阅读完毕后随手将读物一扔就转身离去，不及时处理，图书室很快就会零乱起来。这就需要当职的义工腿勤手不懒，常去那里看看，归置一下。此外，公寓居民的流动性很大，常有新成员进来，向他们宣传阅览规则便成了义工的一项经常性工作。

我曾有机会在图书室中文部当过几年义工。乘着每天几次巡视的机会，读了不少《传记文学》之类的文献资料，获得了很多以前不曾接触过的信息。这情形使我感到当义工固然有所付出，从另一个角度来看，它也是一个受益的过程，只不过是不同的义工，得到的回报不同而已。

难度最大的义工是侍候生活难以自理的老年人，有的需要推着轮椅陪他们在户外走动，有的需要给他们喂饭，还有的需要帮他们如厕。做这些事，少不得一些护理知识，更需要非同一般地爱心与奉献精神。前几年，有位退休的老大夫做这方面的义工尽心尽意任劳任怨，硬是坚持到她自己得了绝症卧床不起才停下来。她辞世后人们一直怀念她的美德，并把她奉为楷模。

活跃的义工服务为老年公寓节省了大笔开支，使居民的晚年生活更加多彩多姿，也让这个来自四海五洲的国际大家庭充满友爱与温馨。每年，公寓管理者都会组织一次盛大的义工表彰会，给每位义工活动参与者颁发一方精美的奖状和很有意义的奖品。有一年，市长还特意亲临会场致辞，并分别与每位获奖者合影。欢腾热烈的气氛比过年还振奋人心。

逛旧货店

美国有不少旧货店，有一家离我的住所不远，叫Goodwill，我每年都会去转几回。

Goodwill是个连锁店，全美共有分店三千多家，家家经营的内容都大体相同，全是寻常百姓的日常之所需，举凡家用电器，铁木家具，烹调用具，餐饮器皿，服装鞋帽，玩具书籍之类，应有尽有。这些东西基本上都来自热心慈善者的捐赠，店里只做些清洗、消毒和归类的工作，成本不高，所以售价相当低廉。有人说，经济越不景气，这个连锁店的生意就越红火，显然是因为他们最能成全顾客在囊中羞涩之际的精打细算。

我逛Goodwill，很有些收获，其中有一样东西买得让我格外称心。那是一个高约十五公分的广口花瓶，造型非常简洁，像个切去了上半截的葫芦，但是极显古朴端庄，而且不论你从哪个角度去审视它，都说不出哪儿有什么美中不足。尤其是它从里到外的一身朱红，鲜艳得像是瓶里亮着一盏荧光灯，让我一见到它就心生怜爱，赶紧把它从货架上拿下来，生怕被别人抢先买走。买回家后，我也不用它插花，而是把它放在一个笔洗旁当笔筒。那个笔洗犹如一块碧玉雕刻而成，玲珑剔透，也是我淘宝得来的珍藏，用毛笔将它们俩牵连在一起，不独相映生辉，还能平添一些雅趣。

　一提起旧货店，人们往往会觉得其中的商品毕竟是别人用过的，总不如买新的放心。其实这种疑虑是不必要的。Goodwill在接受捐赠时就对物品的质量有一定的要求，完全没有利用价值的东西它不收。收进的，上架前还要对其做最后的鉴定，以质论价，"物有所值"四个字在这里绝非欺人之谈。更何况，这旧货店里的不少商品实际上都是从未用过的，只因原主人嫌尺寸不合，式样过时，或是另有所好才把它们捐了出来，为社会做点贡献。我儿子去年刚移居美国，急需置点家当，我劝他先去goodwill搜罗搜罗。他进去不到五分钟就发现了一台崭新的微波炉，标签封条说明书一应俱全，标价还不及他在国内看到的三分之一，高兴得他二话不说就赶紧排队交钱。

　实事求是地说，Goodwill卖的东西不只是物有所值，绝大部分都绝对是大大的物超所值。我为了应付一次大型演出的急需，临时到Goodwill买了一件黑色西服上衣，几乎全新，大翻领还闪着丝织品的亮光，只花了二十块钱。伙伴们看了都说，这样的成色，在一般服装店一百元也买不到。如此之高的性价比，还真的打开了部分商业头脑发达者的财路。有几次Goodwill一开门我就进去了，总能看见有人拖着硕大的塑料盛衣筐，见到顺眼一点的衣服就往筐里装，根本不做仔细地挑选，显然是要弄到别的地方去倒卖赚差价。

　旧货店看起来不起眼，却能让低收入人群生活得比较体面，社会功能不可小觑。

淘 宝

来到美国，见识了一种很平民化又很简单的买卖方式——"车库交易"（garage sale）。谁家派不上用场或已"失宠"的东西积存多了，既占地方又碍眼，找个晴和的周末，把它们摆在车库门前标个价码卖了，为自己完成了一次杂物大清仓，又为他人提供了廉价购物的机会，是乐事，也是好事。

我很欣赏美国人的这种务实态度:有用的，留下;没用的，处理掉，决不为鸡肋所累，颇有些拿得起放得下的洒脱，也不乏与时俱进的趋前意识。同时我也为数以亿计穷怕了的国人同胞心酸，连缺胳膊断腿的桌椅板凳都要尘封几十年，既舍不得扔，也不思谋卖，总担心哪天还得用它支撑门户。

我的华裔邻居对"车库交易"感兴趣的也大有人在，特别是几位善于精打细算过日子的持家好手，只要发现街头新贴出了黄黄绿绿的"车库交易"广告，星期六早上准会背上背包，提着布袋，按照广告的指示一一走访。大体说来，他们每次出动多少都会有所斩获，或衣物，或炊具，或小型电器，不拘品类。当然，都只是几块钱的花销，绝对物超所值。

一个便宜三个爱。几位"车库交易"常客的可喜业绩让周围的朋友很是眼热，参与"车库交易"的队伍日渐壮大起来。现在，每周六上午总有好几拨人呼朋唤友，相跟上街寻找"车库交易"点，一路上有说有笑，且行且乐，焕然成了街头的一道亮色。人们为他们这项活动冠了一个很时尚的名字，叫"淘宝"。

说实在的，这帮人其实都是衣食无忧腿脚还算灵便的老者，他们什么都不缺，淘来的"宝"也未必是什么急需品，有的甚至一拿回家就又积压起来，久久不见动用。可是他们就是乐在其中，爱凑那个热闹，喜欢那种用半生不熟的英语跟卖主讨价还价终于杀下一美元的成就感。

实不相瞒，我也是那淘宝队伍中的一员。不过我的兴趣不在一般的家用物件，而在色泽鲜艳，造型优美，做工精致的玻璃工艺品。这源于几年前的一次偶得。那也是一个周末，我无意中路过一个人头攒动的"车库交易"点，怀着一种好奇心凑过去看了看，不料一眼就发现在一大堆杯盘碗盏之中，蹲着一个十分惹眼的异型容器，绿得油光闪亮且晶莹圆润，恰似由一块碧玉打磨而成。我把它拿在手中细细端详，那厚实的器壁稍作卷曲，如荷，似贝，在像与不像之间让人奇思妙想无限。我实在是爱不释手，连价都没有还就把它买了下来。而且自此，通过"车库交易"搜寻有观赏价值的玻璃工艺品便成了我的爱好。

至今我还不知道这个让我如此称意的奇异器皿的名字，也不知道原来的主人拿它装什么，可是我已跟它结下了深深的情缘。我每天用它盛满清水，再用毛笔蘸着清水在水写布上练习书法。它静静地侍立于我的案头，陪伴我笔走龙蛇，将它那古朴典雅的意态展示得淋漓尽致。我每看它一眼都觉得赏心悦目不忍移眸，寂寞无绪时还会借助它消愁解闷。我们之间，已有灵犀相通。

亨利先生

我做过肺癌切除手术后，朋友们给我介绍了好几个治癌偏方。其中最让我乐于接受的是把仙人掌打成果汁饮用。这办法并未得到严格的科学论证，可是我女儿的一位老同学的朋友十年前得了肾癌，以它代药，至今还活得有精有神，却是铁的事实。所以我认定它有一定的效用，决定效法一试。

得知我的决定后，给我送仙人掌，为我提供有关线索的人一个接一个。其中，尽心尽力持续不断地帮助我，让我倍觉温暖的，是我的近邻亨利先生。

亨利先生是土生土长的美国人。上世纪在中国工作多年，对中国文化倾心至极，且涉猎甚广，因而说得一口很流利的汉语，并与我这个文学爱好者多有交流。他很了解我的病情，得知我要找仙人掌作术后辅助治疗，便格外地留意起来。

我知道亨利先生是个办事踏实认真的人，但是没想到他的行动那么迅速。没过两天，他就从约三公里外的一个大公园里帮我弄来了满满两袋子仙人掌。那仙人掌又大又厚实，足以满足我一个月的需要。我感激不尽，但是担心他会受到公园管理人员的责难。他很坦然地告诉我："你放心，我自有做人的底线，决不损公济私。这两袋仙人掌全是自然倒伏后被园林工人清除下来的，我帮他们运走，他们高兴还来不及哩！"说完，使劲握了一下我的手与我道别，像是为我抗癌加油打气。

一个月后，亨利先生又来到我家，手里拿着一包翠绿鲜嫩的仙人掌。他说他在一家墨西哥食品店看到有仙人掌卖，恍然想起我的仙人掌已快青黄不接，便买了一些回来；又不知太嫩的仙人掌是否有疗效，问我要不要。我求之不得，连连说要，同时赶紧掏钱付款。可是他坚决不收，反复表示作为朋友，能为我的健康尽点力，是件很令他高兴的事，请我一定给他这次机会。亨利先生的恳切与真诚让我无法拒绝他的好意，不过跟他言明，下次再不收钱我就不理他了。他哈哈一笑，顿挫分明地说："过一星期我再给你买些回来，绝对按发票收款！"说完，还没等到我的下文就转身拜拜了。

打这以后，亨利先生便成了我的仙人掌采购员。款他是收了，但总是四舍五入，好几回碰上货款尾数是九毛九，他都早早准备好一分钱的硬币找给我，还绝对不许我回绝。

最近，亨利先生更帮我找到一个长期免费的仙人掌供应者。他兴冲冲地对我说："我朋友家的后院里种有很多仙人掌，常采来食用。他听说你每天用仙人掌打果汁抗癌，让你需要时就跟他打电话，他可以马上给你送来。"说完把朋友的电话号码和一盒刚采下的仙人掌递给我。我正待要感谢他，他抢先一步说："你别谢我，我这是借花献佛，你感谢我的朋友吧！"

我肺部开刀已经一年多了，康复很理想，体重还有所增加。原因应该是多方面的，但我觉得亨利先生给我带来的好心情比仙人掌的作用更值得肯定。

没文化的二混子

退休后来美国的头两年，我在奥克兰的一家中式快餐店打工。店里有个来自天津的男雇员，名郝勇，三十四五岁，长得很壮实，常剃光头，看上去总有那么点怪怪的。这人读书不多，也没有什么专门技术，却总有点拿自己当个角色的自信。只是大家都是靠给老板干活吃饭，也没拿他是个什么角色当回事。

郝勇不是个很容易让人亲近的人。不过每天在一起干活，晚上同在老板专为员工准备的一栋房子里睡觉，日子久了，大家对他的了解还是日益加深，何况他不但不刻意深藏个人隐私，甚至还觉得自己的过往很男人而有意作些流露。我就是通过他的自我流露对他出国前在天津的那段并不值得炫耀的经历略有所知的。

那时他二十二三岁，在劝业场附近的一家歌厅混生活，常在涉世未深的女孩子堆里以威逼利诱的手段干些猎取色相的勾当。有回他纠缠一个很漂亮的女孩，跟女孩的男朋友发生了争执，随时都有动手准备的他突然从裤兜里掏出一把沙子猛地甩到对方的双眼上，然后乘势把人家打成重伤，终被抓进监狱蹲了两年。出狱后听说被他打伤的小伙子也不是善茬，已备足了力量要把他打残，他这才撇下妻子和女儿，借蛇头之力以商务考察之名混进了美国。

郝勇混入美国后，跟所有来自中国的非法滞留者一样，到中餐馆打黑工，以解决吃住问题。要说，外国人赖在美国打黑工的比比皆是，美国政府因为缺乏干粗活的劳力一直是睁只眼闭只眼，所以黑工们根本不用担心自己的饭碗端不久长。可是郝勇觉得没有个合法身份终非长久之计，打了一段时间的工后便开始琢磨起弄张绿卡的事来。

他也真不愧是跨越了半个地球的主，很快就在知情人的指点之下，跑到一家亚洲人办的律师事务所，笑眯眯地将一个装着两千五百美元的纸包轻轻拍在律师的办公桌上说："帮我申请一个法轮功受害者的政治庇护，事成后再付你另一半酬金。"律师打开纸包点了点钱数，又复印了他的几样证件，也笑眯眯地对他说："我尽力为你服务。你回去先学几个法轮功健身操的招数，以免人家考察起来你完全无法应付。"看来美国也是有钱能使鬼推磨，不到半年，他就如愿以偿地拿到了一张政治庇护绿卡。

有了政治庇护绿卡，郝勇消除了终有一天会被遣送回国的后顾之忧，昔日在歌厅争老大打码头的地痞习气又渐渐地显露出来了。今天，鸡蛋里头挑骨头地将某个同事训斥一顿，过上几个星期又揪着鸡毛蒜皮的一点小事跟另一个同事吹胡子瞪眼地吵一番。终于有一天轮上我这个六十多岁的老书生受他的气了。那是一个下午，他嫌我切胡萝卜的速度太慢，突然声色俱厉地对我说："你这是干活？这叫磨洋工！没有金刚钻就别揽瓷器活！你知不知道切得这么慢会拖别人配菜的后腿？"其实我切得一点也不比平常慢，他的这种无端的发难气得我脸都发青了，但是我知道，吵架我绝对不是他的对手，瞪了他一眼便放下手里的活喝水去了。直到第二天早晨，跟他同居了好几个月的一位挺老实的湖南妹子悄悄对我说"您别理他，他就是个没文化的二混子。"我心里这才渐渐平静了下来。

差不多是在每个同事面前都抖了点威风之后，郝勇又找到了另一个很能适应他二混子心态的玩法——周末去赌场拼一把。他去的那家赌场离我们打工的快餐店不算太远，他又有车，去来很方便。也巧，他去了几次，次次都大有斩获，远比他苦哈哈打一天工的工资高。于是他渐渐有些心动了，一方面觉得既然能多次扳倒庄家，说明自己在牌桌上还真是把手，一方面觉得赌博这玩意儿比成天跟锅碗瓢勺打交道潇洒多了，不费劲来钱还快，终于在两个多月后，下决心辞去店里的工作，成了专职赌徒。

然而赌场并不是个进行公平交易的所在，它有的是暗中坑人的手段。你新来乍到，他会给你一些甜头，让你欲罢不能，一旦发现你已沉醉其中，再下狠手把你榨干，让你想哭都挤不出眼泪。郝勇恰恰就掉进了人家这个屡用不爽又路人皆知的陷阱，折腾三个多月，把带去的几千块钱输了个精光。几近囊空如洗的他迫于生计不得不重回餐饮业凭力气挣钱。不过他还有点"无面见江东"的脸皮，没有吃回头草，而是去了另一个城市。美国的小城市太多了，我们几个此前跟他一起共事的人全都不知道他后来落脚何处，包括曾委身于他的那位湖南妹子。

迈克小子

　　我刚来美国时打工的那家日式快餐店隔壁，是一家美国人开的麦当劳式快餐店。两家各走各的大门，前堂和后面的制作间却是相通的，所以双方的员工不但很熟悉，交往也颇密切。

　　那家的员工中，有个白人小帅哥叫迈克，刚过十八岁，已经高出我一头，脸上仍带着明显的稚气。他们店的自动化程度高，他又是个坐不住的大男孩，所以经常忙里偷闲，溜到我们的制作间晃一圈，或是缠着我教他一两句简单的实用汉语。

　　迈克对中国饭菜很感兴趣，尤其喜欢四川风味。隔上几天，我们的员工自己开饭时他就会转过来瞭一眼。见到有合味口的，就端个瓷盘过来，嬉皮笑脸地央求老板娘给他一些。他要的菜少不了辣味，有时辣得鼻子尖都沁汗了，还竖起姆指说："太棒了！"事后，他会悄悄送一大包刚炸好的薯条和鸡块到我们的制作间，让大家分享。

　　迈克憨憨的，还挺仗义。我的同事里有位会说国语的菲律宾大嫂，像是到了更年期，又霸道又急躁。老板娘讨厌她，又舍不得她的好手艺，只好敬而远之。其他人自然更是尽量避让。有一次吃早点，她给大家做面片汤喝。刚出锅的面片汤烫得我不敢碰碗边，随口说了声"好烫！"她立即两眼瞪得眼珠子突起老高，大声说道："你不会搁点冰块！？"正在我又憋屈又无法对付的时候，迈克不知从哪里钻出来了，他用右手食指指着她的脑门子说："邓先生这么大的年纪，你不能对他礼貌一点吗！"这位大嫂第一次在众人面前铩羽，一声没吭。在场的人无不暗暗高兴。

不过迈克小子也有让人生气的时候。有一天下午，我们正在制作间解冻牛肉，忽然听到墙壁被什么东西打得噼啪作响，四处寻找又不见人。过了两三分钟，那噼啪声又出现了。我赶紧回头查看，发现迈克正拔腿往他们那边跑，便厉声将他喝住。他笑眯眯地走回来，还满不在乎，我气不打一处来，抬起双拳，又做了个骑马裆式的半蹲，真想揍他两下。不料他惊叫一声"功夫！"顿时吓得脸都变了形，连连道歉。我原以为他扔的是大颗沙粒，见他手里还拿着小冰块，又吓得够呛，禁不住低头笑了。

第二天，他又带着一大包炸薯条和炸鸡块来到我们的制作间，硬要我教他中国功夫。我说我根本不会中国功夫，他不信，还软磨硬泡没完没了。后来老板娘告诉他我确实不会，他才一把抱住我，孩子似地笑着说："我昨天上了你的当！"

我结束打工最后离开快餐店的那天早晨，迈克特地赶到我的住处，送我一只很精美的签字圆珠笔，我舍不得用，一直珍藏着。每次拿出来看看，我就会想起他那张很帅又带着稚气的脸。

火鸡大餐

　　每年十一月最后一个周四的感恩节，标志性的庆祝活动是吃火鸡。有的慈善机构甚至会把成百上千的火鸡烤得香香的，料理成宴席，邀请周围的民众前来共同分享，谓之吃火鸡大餐。

　　为了逐步加深对美国社会的了解，我也吃过几次这样的大餐，地点是在我们公寓附近的一座教堂里。这座教堂平时的周四周五都对外施舍免费午餐，感恩节的这一周，那两顿免费午餐便都为火鸡大餐所取代，当然，也是免费的。

　　免费的火鸡大餐到底与寻常的免费午餐不同，开门之前一个多小时就陆陆续续有人来到教堂后面的院子里排队，边聊天边等待，还不时发出开怀的笑声。聚餐大厅里更是气象一新：一排排条形餐桌上铺着洁白的桌布，每张餐桌上都放有几个闪着烛光的玻璃杯，玻璃杯旁再点缀一些翠绿的松枝，显得十分喜庆祥和。当外面排队的人按照指点步入大厅时，不必像平时那样排在一个窗口前等着领取食物，参与服务的义工们会一一笑脸相迎，然后彬彬有礼地把他们带到桌前坐下，等待服务人员用快餐盘把食物送来。

　　食物的主要部分当然是火鸡肉，另外还有小面包，土豆泥，蔬菜和各种甜点。饮料的种类也远较平日丰富，从冰水，瓶装水，热茶，牛奶，咖啡，可乐到各种果汁，应有尽有。这些吃的喝的全都不限量，如果你觉得意犹未尽，服务人员会很高兴地满足你的进一步要求。

当人们尽情享用各种美食时，大厅靠墙一端的演出台上总会有一个由五六个人组成的小乐队为大家进行表演。这些人都相当专业，吹拉弹唱无所不精又十分投入，每支曲子结束时都会赢得热烈的掌声。当他们演唱一些人们熟悉的歌曲时，台下不少人还会情不自禁地放开嗓子为演出助阵，从而掀起一浪接一浪的热潮，让聚餐充满欢乐与激情。

义工的服务是火鸡大餐上另一道亮丽的风景。三十多号人，人人亲切热忱，穿梭般地忙碌着。其中六七个十岁左右的孩子表现尤其可爱。他们纯真而略带稚气，问客人有什么要求时总还有点怯生生。如果人家婉言说no，他们常会微笑着伸伸舌头，流露出一丝无缘尽力的遗憾。若是有人表示yes，他们又会高兴得一蹦三跳地跑到分发食物的窗口，拿来客人之所需。我每次都会花些时间观赏他们的天真烂漫，那是一种能给人带来醉意的别样享受。

火鸡大餐的尾声也是美妙的。吃饱了喝足了满怀节日快乐的客人出门时，还能领到一个装着汉堡包，盒装饮料，糕点和水果的食物袋，以及手套围脖和袜子之类的穿戴用品。这充满温馨的馈赠，让人回到家里仍觉得那盛大的欢聚余音袅袅，暖人肺腑。

看 牙

　　来美国后，我发现在牙齿的保健和治疗方面，美国人远比中国人重视。美国的牙科诊所有如药房，几乎随处可见；美国的孩子换牙之后，都会进行牙齿矫正。而中国作为世界人口最多的国家，人口密度远大于美国，可是除了在大医院里有专门的牙科医生外，想找个专看牙病的地方就颇费周折了；中国的孩子矫正牙齿，似乎也才刚刚起步。

　　我移居美国后，也是在有了政府提供的医保之后才去找医生看牙的。遗憾的是我进的第一家诊所给我留下的印象实在欠佳。我的主要目的是去清除沉积了一辈子的牙结石，而我的那位王姓医生总说我的牙齿还有其他问题须要先行处理，要我按她的安排一步步来。多次之后，我牙齿的所谓其他问题依旧没完没了，我不由得疑心她是想方设法在我这个患者嘴里挖掘"钱"力，渐生反感。更严重的是，有回她在我的牙龈上注射麻药，忘了在外部抹点麻醉剂，疼得我整整一上午坐立难安。这不仅让我从此对这家诊所敬而远之，还让我对看牙有了一种隐隐的恐惧。

　　可是牙结石毕竟是个很讨厌的东西，不疼不痒，却为多种病菌提供繁殖温床。这些病菌频频作祟，弄得我口腔里今天这里红肿，明天那里出血，甚至常常殃及我的内耳道和咽喉。我年过古稀之后，它们为害更烈，我不得不另找医生以求彻底处理。

彻底处理的最佳方式就是深度洗牙，把牙结石全部铲除。在加州，作这样的处理是须自己付费的，而且价格不菲。我跑了两家诊所，一家要760美元，另一家便宜一些也要400美元。差价如此之大，我甚感疑惑，便征求女儿的看法。她说："价格不同，处理的方式可能会有所不同，你须要根据自己的牙齿情况进行选择。美国的牙医费用确实偏高，可是花点钱保健康还是值得的。您看我妈那几颗坏牙整得她多惨，一口饭含在嘴里，翻来倒去嚼不烂，稍一不慎就疼得呲牙咧嘴。您信不信，如果现在有谁能让她再生一口好牙，要她拿出几千美元的酬金她也不会有丝毫的犹豫。"女儿的话倒也在理，我哆哆嗦嗦地掏出400美元进行了此生第一次满口牙齿的深度清洗。不想医生还一边洗一边跟我开玩笑："您的牙结石这么厚，我的手都抠痠了，真后悔没要您双倍的价钱。"说得我好难为情。

这深度洗牙还真是立竿见影，难闻的口气随之就消失了，隔三差五的口腔上火不多见了，耳膜爱沙沙作响的怪现象也很少再现了！这些效果不但减轻了我的好些痛苦，还强化了我的牙齿保健意识。现在，我一吃完饭就赶紧刷牙，还要用又细又小的尖牙刷把牙缝一一剔除干净，下决心让病菌在我口腔里无处栖身，无食果腹。

我的洗牙疗效好，也鼓舞了我的老伴，没过几天，她也去到那家诊所求助。还是给我洗过牙的那位医生接待她，帮她把坏牙拔了，让她过两三个月再重装新的。她现在虽然吃饭还得细嚼慢咽，但已不必担心一碰就疼了。

修 鞋

　　美国人在衣着方面，没有"新三年，旧三年，缝缝补补又三年"一说。特别是穿鞋，一双新鞋上脚，穿到有些磨损时，不是通过"车库交易"卖掉，就是附上一张纸条，放在街边让人免费拿走，再不然就干脆扔进垃圾桶，很少有人会想到把它修补一下再继续穿。

　　这事在中国，处理起来就完全不同了。不论是断了线，脱了胶，还是鞋底磨变了形，都可以请修鞋匠人来个妙手回春，延长它的使用寿命。我住北京时常穿皮鞋。如今的皮鞋，做工改进了不少，断线脱胶的现象已不太常见。可是任你什么品牌的鞋，那后跟的磨损总是不可避免的。所以我还是得经常光顾修鞋摊，求人修补。

　　有一次，我找的是一位上了点年纪的鞋匠。他让我坐在一个小板凳上，脱下鞋，再把双脚踏在一张硬纸板上等着。老师傅头发花白，还戴了副老花镜，但是手脚依然麻利。从剪橡皮补块，锉粘结面，上胶粘合，到最后的打磨修饰，总共还没用到十分钟。老师傅把鞋递给我时满脸带笑地说："穿去吧，我保证你把这补块磨成了薄膜也不会脱胶！"我接过鞋端详了一阵，老人家的手艺精得几乎看不出修补的痕迹，十分令人满意，于是顺便问了问他用的什么胶。他告诉，我那胶叫"三秒"，干得快，又粘得牢。

移居美国时，我和老伴都已年过花甲，没有精力跑跑跳跳，连散步都一年比一年缓慢，所以对鞋子的损伤比以往要小得多。然而鞋底蹭路面的问题始终还是存在的。我老伴就有一双白色旅游鞋，因为很合脚，又轻便，便久穿不换，结果那鞋的后跟竟被磨得穿它走路腿都快盘成了罗圈。就是这样，她还舍不得扔掉，总在那里絮絮叨叨地说："这鞋其他部位都跟新的差不多，就是两个后跟都磨成了斜面，找人补一下，还可以穿。"后来她还真的找到了一家修鞋店。只是店家看了她的鞋后说，可以补，收费十三美元，让她大惊失色，心想这鞋的市场价才九块多，补一下竟要十三块，我何不去买双新的？于是礼节性地道了个谢，提着鞋就回家了。

看着老伴的一脸沮丧和失望，我有点于心不忍，暗自思忖，这老太婆性子急，为这事恐怕几天都睡不好觉，得想个办法宽宽她的心。

说来也巧，没过多久我在一家小杂货店发现了一种很像"三秒"的强力胶水，豁然意识到它正是为老伴解除烦恼的关键，赶紧买了两盒。为了给老伴一个惊喜，我回家没吭声，等她出去游泳时，立即搬出工具箱，取出一切可凑合代用的工具，再找出一双我穿烂了的白球鞋，学着北京师傅的样，为老伴的那双鞋补后跟。那胶水果然与"三秒"一般无二，不一会儿就把我剪好的补片与磨损的鞋后跟粘得撕都撕不开。我的技术没法跟专业鞋匠相比，不过总算在老伴回家前整出了个模样。

老伴回家后，她先扫了一眼地上的工具和烂鞋残片，再看看我手中的鞋，明白了原委，顿时嘴角和眉毛一齐往上翘。瞧她那高兴劲儿，要是搁在刚结婚那几年，准要上来抱着我啃一口。

遛狗三瞥

一脸慈祥的俄罗斯老太太拉塔莎，跟我住在同一条楼道上，养着一只很可爱的小狮子狗。那狗浑身长着长长的白毛，几乎只露着圆圆的双眼和黑黑的小鼻头。拉塔莎养这狗，就像养她的小孙女，成天形影不离。她不是牵着狗四处蹓，而是把它放在一个铺着绒垫的提篮里，再把提篮绑在手扶步行轮椅上，推着轮椅在街头散步，直到那狗有了要便溺的表示，她才把它放下来。一完事，她又重新将它抱回提篮里，继续推着轮椅缓缓而行，就像祖孙俩在享受温馨的天伦之乐。回到家门口，她先把狗从提篮里抱出来，一只手把它搂在怀里，再用另一只手掏钥匙开门，嘴里还咿咿呀呀说些亲昵的话。那小家伙乖乖的，从没听见它叫过。我禁不住猜想，这小狗运动量这么小还长得满精神，会不会是拉塔莎每天在家里逗它活蹦乱跳地疯玩？

在我们老年公寓南侧的人行道上，我常见一位皮肤棕黑的彪形大汉带着墨镜蹓狗。他牵的狗短毛黄底白花，两只耳朵水平地向左右伸展着，引颈平视时很像一只迷你梅花鹿。让人觉得怪怪的是，那狗体型极小，小得像只瘦猫，跟它主人的伟岸身躯实在不成比例。在我看来，一个长得五大三粗的壮年男子汉，应该不会与那柔弱娇小的小动物格外亲近。可是这男子对他的小狗却是宠爱有加。他高高抬起牵着狗的那只手，让绳子软软地飘在空中，显然是在尽量减少绳对狗的羁绊。他还时时站定不动，任由那小狗在路边的草坪里左闻右嗅，玩个痛快。这时的他，静静地地看着那小不点儿，乐在其中，没有丝毫的急躁。这情景满有些"铁汉未必无柔情"的意味。

最让我惊异的遛狗者，是我女儿的朋友韩医生。第一次见面时，身高刚过一米五的她一百六十多磅，胖得把衣服都撑得鼓鼓的，让我一惊。两年后，女儿带我去这位韩医生家吃烧烤。一进屋，赫然发现左侧院子里拴着四只大耳金毛狗，只只雄健威猛，气势逼人。再看女主人，上穿蓝印花布大襟细腰褂，下穿翠绿细花瘦长裤，脚蹬带绊子黑布圆口鞋，俨然一位又苗条又俊俏的村姑。如果不是她笑盈盈地跟我女儿寒暄，我绝对认不出她就是我曾见过的那位胖得有点异常的韩医生。

落座之后，满屋子人都惊叹她的减肥效果。她喜色难掩地指指院外说："我养了这四只狗，每天遛它们，一上街，坏东西们就故意捉弄我似的，撒腿就跑，我喊都喊不住，只好连拉带拽地跟着追，回回弄得我上气不接下气一身臭汗。不到一年功夫，它们都壮起来了，我却瘦成这样。"我听完甚觉新奇，忙说："你这个减肥法独辟蹊径，简直可以申请专利！"逗得满座附和大笑。

我心目中的墨西哥人

　　来美国之前，我对墨西哥人一无所知，更无法将他们与美国联系起来。没想到在美国生活的十多年里，进入我眼帘最频繁，工作态度让我感触最深的，却正是那些常年在最底层干着体力活的墨西哥移民。

　　最初被墨西哥人干活感动，是看他们重修一段水泥人行道。那段人行道并不十分老旧，但被道旁一棵参天大树的巨大根系拱起了好几处，给行人带来好些不便。他们已把拱裂的水泥块全部挖走，并对树根做了处理，正在按原样浇筑路面。就在那新浇的水泥将干未干之时，只见几个工人双膝跪在地上，再俯下身去，或用平面抹子将水泥路面抹平，或用直角抹子将路面两侧的毛边压实，或用专门工具在路面上每隔六十公分左右划出一道约两公分深的狭缝，技术的娴熟专业，动作的一丝不苟，让我不由得感叹：怨不得美国的很多建筑都耐得住百年风雨。

　　后来，那些在街头进行清扫的墨裔环卫工人，又让我颇感同情。美国城区的大街，路面不是水泥就是柏油，极少浮尘，可是落叶处处，所以常用的清扫工具不是长柄扫帚而是烧油的吹风机。他们把吹风机固定在背后或胸前，用一只手握着蛇形喷气管，以喷出的空气将路面各处的树叶吹到一起，再用很大的包袱将树叶包好运走。这种清扫方式看似轻松，其实不然，且不说那台鼓风机分量不轻，它工作时产生的振动和排出的废气就都对健康极为不利。十多年来，我从未看到其他族裔插足这分明会对人体造成伤害的行当，只有墨西哥的男人们为着生计，你走他来，延续不断。

给我留下深刻印象的，还有那些常在街边地角或是私人花园里从事花草种植的墨西哥园艺工人。这类人的工作场合都是些小片土地，大型机械施展不开，翻地只能用铁锹一锹一锹地铲，挖坑只能用锄头一锄一锄地刨，常常是汗珠伴着尘土飞。这是我在美国城市里看到过的最辛苦的营生。可是那些从业者一进入现场就会展现出一种争分夺秒的气势，动作既麻利又能持续奋战，每天的工作都是一气呵成，从不见有谁中途坐下来歇口气。尤其让我啧啧称奇的是，他们对一些小花小草的生长规律把握得极为精准，种下去没几天花就齐刷刷地绽放开来，而且形成很奇巧的图案和十分艳丽的色彩搭配，就像给街头缀上了一幅幅亮眼的锦绣。

近来得知，这些以又脏又累的体力劳动讨生活的墨西哥人很多都没有合法身份，不知哪天就会被遣送回国，我真有些忧心忡忡。一则是被遣送者马上就会陷入生活无着的困顿之中，他们的退路在何方？一则是没有了他们，谁能以他们同样的辛勤来保持我们生活环境的洁净与美好？

陋室之乐

唐人刘禹锡写过一篇题为"陋室铭"的文章，以他闲适恬淡的日常生活展现他孤高脱俗的雅士情怀。文章很短，不足百字，却极具时空穿透力。千百年来，其思想观念一直影响着一代代追慕者的价值评判和处世态度。

我没有刻意关注刘禹锡的精神世界，早年读他的这篇铭文也只是惊叹他才高八斗。如今自己有了一套与周围一栋栋别墅式民宅比起来也可称之为陋室的住房，且身居其中也能自得其乐，这才对他的感受有了较深入的领悟。

我的陋室在一座专为低收入老年人安排的公寓里，约50平米，近似正方形。室内陈设简朴无华，但是适用。东墙中部嵌有一又高又宽的落地玻璃窗，那是将我与大自然紧密联系起来的一个重要节点。拉开窗帘，大面积的采光立马让室内四壁生辉，满屋亮堂堂；坐在窗前向外看，上可远眺天光云影，下可观赏花草树木；再拉开那扇可左右滑动的窗玻璃和最外面的纱窗，我就可以进入后院从事一些自己喜欢的园艺活动了。

其实，我的园艺技能相当业余，园地里难得长出点姿色撩人的花草。可是植于一个条形花盆里的两颗仙客来却很是惹我喜爱。她们之中，一棵开白花，一棵开红花，每次都能开出十来朵，只是它们开花的时期往往不同。白花开时，白得圣洁，让人不敢轻易用手去触碰。红花开时，红得娇艳，点缀于万绿丛中，我的后院骤然就显得生机勃勃，春意盎然。仙客来的花期很长，如此赏心悦目的时光每年都不下六七个月。

如果说花草为我装点了一个绚丽的色彩世界，我床头的那部电子琴就把我引进了一片美妙的音乐天地。我不擅弹奏，但是这部琴能为我飙嗓子定调。我喜欢做饭时边做边唱，每唱一支歌就跑到琴前按几个前奏音符，以确保我准确把控制调门。如此跑来跑去，哼哼唱唱，一顿饭做完，多年来做腻了的洗洗涮涮和煎煎炒炒，就变得颇有情趣，而且显得轻松了许多。

更让我沉醉的，是每日里临池练字。我学习书法已经有好些年了。先是按启蒙惯例临摹唐代名家的楷书；后来觉得草书龙飞凤舞气势不凡，又照猫画虎地模仿了几年怀素；最近，写着写着竟觉得自己的行书蛮有点自家风貌，便认定这正是自己今后的努力方向，每天埋着头练将起来。当然，行书未必就真的是我定型的书风，说不定哪天又回头对草书感兴趣了。但我不仅不反感这种审美情趣上的反复变迁，还觉得那实际上是一个人的书艺在螺旋提高的表现，心里美滋滋的。

近些年来，我生活得很是充实，而且不乏韵味。每当我静坐在沙发上品味我的夕阳岁月时，也常会发出刘禹锡在《陋室铭》里的那声感叹：何陋之有！

助步轮椅的故事

助步轮椅的种类很多，这里说的是最为常见的一种，四条腿各装有一个直径约二十公分的轮子，推起来很轻松；两个扶手下各附有一个制动把手，可用它来固定轮椅；座板是可以揭开的，正好作下面那个储存箱的盖子。由于这款轮椅又方便又实用，很得我们公寓里老人们的青睐，且衍生出了不少耐人寻味的故事。

大约十年前，我太太的腰椎出了问题，走路十分吃力。大夫建议她以轮椅助步，给她开了一张优惠买助步轮椅的证明。她去保健专卖店打听了一下，原价二百八十美元，打折也得一百六十多，没有任何收入的她囊中羞涩，买不起，只好另寻门路。

有人说，在美国，要么富得流油，要么穷得叮当响，富得流油，走哪一步钱都不是问题，穷得响当当，什么救济也都会有你一份。我太太的情形刚好应证了后者。从保健专卖店空手回家没两天，一位朋友跟她说："这东西哪用得着买？凭大夫的证明去老年活动中心借一把，想用多久用多久，分文不花！"她听了喜出望外，顾不上吃午饭就跑了一趟老年活动中心，还真的顺顺利利地如愿以偿。

却说就在我们楼下不远处，住着一位龚老太太，是个很注重外观的完美主义者，八十多岁了，穿着打扮仍很讲究颜色与式样的搭配，看起来总那么有品位又不失典雅。她见过我太太用的助步轮椅后，羡慕至极，几次对我说："我就喜欢它那镀铬的金属骨架再配以黑色的附件，骨架闪着银色的光泽，不像宝石红那样火辣，也不像孔雀蓝那么冷艳，却透着一种庄重的华贵。"最后忍不住了，悄悄问我："我愿意花二百美元买过来，你太太舍得卖吗？"我完全理解老人家对美好事物的珍爱，但是不能不实话实说，那是从社会团体借来的，不能私下买卖。说得老太太不好意思地笑了。

我是本世纪初移民美国后才见到有人使用助步轮椅的。开始时我很单纯地以为，这东西倒是个不错的保健用品，比拐杖更能保障安全，还可供人坐着歇脚。后来我发现不少人借助它领取食物包，或是上街买东西，这才暗自笑道，嗯，拿助步轮椅当购物车使，也算的上是物尽其用！

不过挖掘助步轮椅的潜能，也有让人不愉快的时候。去年开春不久，我因事飞回了中国一趟。在旧金山国际机场候机时，身边坐着个约莫五十来岁的男士，长得很是壮实，还随身带着一把很漂亮的助步轮椅。攀谈之间，我知道了他这是带回国去孝敬母亲的，不由得暗生了些钦佩。可是检票登机时，他装作腿脚不便推着助步轮椅去接受服务人员的优待，早早就进了机舱。看似还颇有些绅士风度的他装假装得那么脸不红心不亏，一下子让我感到作呕般的难受，连先前的那点钦佩也立即化为乌有了。

我看AA制

第一次听说AA制，我还在中国。那是一对老年双职工，退休后都享有足够的养老金和医疗保险，无忧无虑的二人世界很是恬静悠闲。可是过了没多久，老两口不知为什么突然决定，往后各花各的钱，经济上彼此独立，即实行外面早已习以为常的AA制。当时我的意识还偏于传统，乍听说这事心里不免怪异，觉得老也老了还赶这时髦，是不是扭了哪根筋。

我的这点传统意识到了美国也还曾有过流露。有天女婿跟他的几个同事聚餐，带我去参加。那几个同事全是中国人，我以为准有一位出手阔绰的会出来做东买单，没想到有说有笑地吃完后，除了女婿为我付了帐外，其余的人全都是自掏腰包。我当时简直有点傻眼：在中国，餐桌上哪会出现个个都这么小气的哥们！

然而正是这几位看似小气却态度坦然的哥们让我回想起多年前国内的另一次不愉快的餐饮，并改变了我对交友之道的理解。

那是1969年年底，文化大革命有了一些转机，学校一二把手带领我们十几个教师组团到天津，沈阳，大连，青岛等城市去观摩学习复课闹革命的经验，将近一个月天天住旅店吃餐馆。为了每顿饭吃得又满意又节省，有人想了一个办法：两两配对，双方相互轮流请客，一荤一素一汤。这办法还确实不错，既避免了一个人光吃荤太奢侈，光吃素太寒酸的两难，也不用花太多钱。谁曾想这好办法也会引出坏结果，姓曹和姓王的那一对竟因为上下两顿饭的花费相差太远而吵得拍桌打椅！这次争吵，当然与曹王二位的修养太差有关，可是它是由互相请客惹出来的，如果即使配对吃饭也厉行AA制，每顿饭都各付一半，那场不愉快不就无从发生了吗？

两次饭局的对比彻底消除了我对AA制的疑惑。

而且还不止于此，后来我还为AA制的合理性找到了更多的理由。就以本文开始提及的老两口为例吧。假设两人都有弟妹需要资助，他俩又因循陈规把养老金捆在一起共同支配，就很可能惹起你嫌我资助的金额不当，或是我认为你资助的对象不妥之类的心里纠结，把一件好事弄成一肚子闷气。他们实行了AA制，情况就完全不同了，我的钞票我做主，我想资助谁就资助谁，想资助多少就资助多少，不必在出手时瞻前顾后，也不用担心谁对自己说三道四，舒心畅意。

中国人不大容易接受AA制，多半是觉得它少了些人情味儿。其实这是一种误解。正是AA制减少了亲朋之间的经济纠葛，避免了很多不必要的感情摩擦，维系了人际关系的和谐与稳定。

旅游长知识

"行万里路，读万卷书"，我从来深信不疑。去年春末夏初，我跟团做了一次"黄石公园七日游"，沿途有观赏价值和知识含量的景点多得目不暇接，更让我觉得不论什么人，只要有时间有精力，常去外地走走，绝对不亚于进几天学堂。

我们的导游姓张，四十多岁，非常敬业又善于言谈。他告诉我，为了让每个游客都觉得自己不虚此行，他细读了公园周围三个州上百万字的史地资料，访问过数十位当地居民。我跟着他转悠了七天，就像遇上了一位博物馆讲解员，确是获益多多。

其一是终于完成了一回特殊地貌的体验。那天下午，我们的旅游大巴行进在黄石公园里一条长长的柏油马路上。张导突然很兴奋地介绍说："咱们现在正好行驶在北美大陆的脊梁落基山上，右前方的湖叫黄石湖，发源于它的黄石河向东南经墨西哥流入大西洋。左后方的湖叫刘易斯湖，流经它的刘易斯河向南汇入蛇河，再蜿蜒向西注入太平洋。"听完张导的话，我不禁有些激动。顾名思义，分水岭自然总是在群山之巅的，而今自己竟有机会将美国一东一西两大河流的分水岭踩在脚下，心里还真有一种"山登绝顶我为峰"的快意！

其二是张导帮我解开了间歇泉之谜。黄石公园有三百多眼间歇泉，其中最著名的一眼叫老忠诚，每隔五十六分钟左右喷发一次，喷出的水和气能冲上四五十米高，持续约四分钟，颇为壮观，是公园里最亮丽的看点，也是我们此行最为期待的一景。张导告诉大家，这眼泉的底部犹如一口大锅，丰富的地下水源源不断地沿着泉孔往下流注，高温地热将锅里的地下水煮沸后，热蒸气就会将继续下注的地下水堵住，待到热蒸气的膨胀力足够大时，它就会将这些地下水顶出地面，喷向高空。又因为老忠诚周围的地下水含量常年稳定，地温也基本不变，所以它的喷发周期变化很小，这也为它赢得了"老忠诚"的美名。

其三是我了解到与一个称作岩石泉的煤矿有关的一段罪恶历史。途经这座煤矿时，张导介绍说，1882年美国通过了一个"排华法案"，各地随即对华工进行残酷的迫害，这座煤矿也决定将几十名华工遣送回国。遣送是要花些费用的。地方当局为了省下这笔开支，暗中安排人假装同情者，悄悄告诉被遣送的华工可以在某地逃离，然后以脱逃的罪名将中了圈套的华工全部枪杀。一个把民主与自由看得无比神圣的国度，竟然曾有过如此不光彩的一页，我的心被悲愤与震惊搅得疼了一路。

我此行的收获当然远不止于此，细细梳理一下，编一本小册子也不愁没素材。

此外我还恍然意识到，以旅游吸取知识，其直观性趣味性和生动性都远胜伏案苦读。

美国人的穿着

美国人崇尚自由，注重实用。表现在衣着方面就是，除了那些特别注意形象的社会名流或是受规章约束的职业人士成天西装革履一副绅士派头外，一般民众都穿得十分随心所欲，只要自己觉得穿着舒服漂亮的衣服，无论多么异乎寻常都可上身，走在街上也决不会有人说三道四。

最早让我明显感到美国人并不那么讲究衣着的一件事发生在九一一恐袭的一个月之后。那时我刚来美国不久，女儿按几个月前预定的安排带我去纽约旅游。有天晚上要去百老汇看一场水准很高的音乐会。事前我和女儿都觉得，在这么知名的国际大都会，看那么隆重的高雅演出，观众们一定是女士个个珠光宝气，男士人人衣冠楚楚。为了不在老外面前丢面子，我们俩一人现买了一身价格不菲的盛装，兴冲冲地进了剧场。没想到看完演出走到灯火辉煌的门厅里放眼一扫，如潮的人群大都穿戴得很平常，着意打扮的并不多，反倒显得我们父女俩模特似的格外惹眼。

在美国，不光是一般民众在穿着方面不为陈规所囿，连堂堂的总统着装也会不时赶点潮流。常以健步小跑登台演讲的现任总统奥巴马穿着大妈型牛仔裤为2009年棒球大联盟全明星赛开球就不用说了。早在1993年，风度翩翩的克林顿总统在第一次APEC领导人会谈时，就以一条时髦的牛仔裤占尽风光。最近我看到的一张前总统小布什的生活照就更让人大开眼界。他当时正在德克萨斯的农场干活，穿着一身劳动服，蓝色牛仔裤的膝盖上竟然也有两个让时尚青年们觉得酷到不行的破洞！

也许正是因为尊重每个人的个性发展，我在美国很少看到中小学有统一的校服，几乎所有的学生都完全按照自己的喜好着装。我曾在一所学校附近的十字路口为引导孩子们过马路站了三年岗。有个每天从我身边经过的尖鼻大眼小学生令我印象十分深刻。他一年四季都只穿从不改变的老三样：一件带花格的T恤衫，一条齐膝盖的短裤，一双带蓝花的旅游鞋。虽然北加州湾区中半岛四季如春，冬天也还是偶有接近冰点的气温，可是他似乎没什么不适的感觉，每天照旧以同样的装束背着个双肩挎的大书包，将两只胳膊抱在胸前，从容不迫地上下学，从不见他生病。

也算是无独有偶，我那个在美国土生土长的外孙虎子在衣着上也十分偏执。在我的记忆中，他打从跟着父母搬到旧金山念高中后，每次来看我和他姥姥时穿的也总是那始终如一的老三样：一件灰色绒布夹克，一条黑色长裤，一双比他爸爸的尺寸还大的白色旅游鞋。即使是夏天也照穿不换。我问他热不热，他总是抿嘴一笑说："No！"我也确实没见他出汗。更有意思的是，半个月前他在妈妈和妹妹的陪同下去法国巴黎开始他四年的大学生活，传回一张在那所大学校园里的照片，身上的衣着依旧是他不离不弃的"灰黑白"三件套，让我和他姥姥两人看得哭笑不得。我心里暗暗思忖着："我倒要等着看，这小东西毕业回国时是不是还放不下这身行头！"

难忘月亮谷

1999年，我跟老伴一起来美国看女儿和外孙，在利佛莫市呆了半年。那时，女儿的家在该市西南部的一个新开发的居民区里，街名颇富诗意，叫月亮谷。

月亮谷不仅名字超脱凡尘，景色也远胜寻常市井。宽宽的街道洁净无尘，且看不到一根根矗立街边的电线杆，更看不到东扯西拉的电线纠缠，完全没有老城区的那种杂乱与老旧；所有的民居都是别墅式的庭院，建筑风格统一又各具特色，疏疏落落地散布在街道两侧，乍看起来，倒像是个别有风情的休闲度假区。

月亮谷里没有商铺，也没有五花八门的广告。街上行人稀少，只是不时有小轿车静悄悄地进出。刚到美国不久的我和老伴，很喜欢用童车推着刚满半岁的外孙到室外漫步，沉浸在远离尘嚣的那份宁静中，安安逸逸地享受天伦之乐。最是皓月当空流光似水的那些晚上，整个月亮谷到处月华弥漫遍地银辉熠熠，再加上朦胧的夜色给她罩上了一层薄薄的轻纱，她就更是美得如梦如幻。我猜想，为这条街取名的人，灵感大约就来自于此。

勾留在月亮谷的半年里，有一段时间是当地的花季，满街姹紫嫣红，美不胜收。印象尤其深刻的是有几个紧邻的街区，街两边种的全是桃树，盛开的桃花如烟似海，地面上也洒满了红白杂陈的花瓣。站在马路旁，我很快联想到了陶渊明在《桃花源记》中所描写的桃林夹岸落英缤纷的迷人景色。再放眼远眺，周围大都是蜿蜒起伏的山峦，把我脚下的这片土地与外界隔离开来，我还真有了点当年那位武陵人进了世外桃源的感觉。

月亮谷最令我难忘的是我女儿的隔壁邻居罗伯特。罗伯特先生是位受过良好教育的工程师，斯斯文文，彬彬有礼，又十分热情。他知道我用英语跟人沟通有困难，还是毫不嫌弃地找机会跟我聊天。遇上我说的英语不规范，他不会一本正经地纠正，而是装作很随意地另外聊点什么，把我应该正确表达的那一部分内容包含在里面。显然，他是在着意教我这个新来的中国人学英语的同时，还很礼貌地为我保全面子，可谓用心良苦。

罗伯特先生对中国文化很感兴趣，他的家里挂有中国字画，也摆有几件很精美的中国陶瓷制品。跟我相处了一段时间后，他还请我每周给他的两个还没念小学的儿子教两小时的中文。他对儿子的要求很严格，规定他们每次课后必须认认真真的完成我布置的作业，否则，不许看电视。

2002年我正式移居美国时，我女儿已从月亮谷搬到湾区中半岛居住。我曾特意旧地重游，想与罗伯特先生叙叙旧，没料到他的一家也搬得不知去向。站在他家旧日的房前，我怅然若失，几年前的往事一一浮现于我的脑际，我实在是难以忘怀。

女流浪者

　　我第一次看到她，是在十年前的初夏。那时我的两个外孙都很小，同上一个幼儿园，我每天下午四点钟骑一辆带有拖斗的自行车去接他们回家。有一天，就在快到幼儿园的路上，我看到一位五十岁左右的女士，身穿一套深蓝色衣裤，脚蹬一双圆口黑布鞋，手挽几个装得圆鼓鼓的白塑料袋，健步与我相向而行。如果不是她有一副印第安人的脸庞，我真会以为她是一位中国北方农村的高个儿大婶。

　　打从那天相遇后，我几乎每次接外孙时都会在同一时间同一地点见到她。她的穿着与携带的塑料袋一直没变。我总在疑惑，她是不是个专拣塑料薄膜的拾荒者？半年后，我的外孙都转入离家较近的幼儿园，就很久没有再看到她了。

　　又过了三年，两个外孙先后念了小学，我和老伴一起搬进了离斯丹福大学不远的一个老年公寓。没想到就在公寓附近，我又见到了心目中的那位"大婶"。不过此时的她，形象已发生了明显的变化，深蓝色的衣裤已为一套并不合身的灰色粗布衣裤取代，圆鼓鼓的塑料袋变成了几个同样圆鼓鼓的手提布包，灰白的头发略显凌乱，脸上出现了不少皱纹。一眼就能看出她已是一个孤苦的流浪者。

开始一段时间，她的流浪范围似乎比较大，有时我会见她乘公共巴士东奔西走。可是不到两年，她的境况就急转直下了。发髻不整，面容瘦削，衣服和手提布包都已有了补丁，还趿着一双破塑料拖鞋；再也不见她乘着巴士来回跑，倒是常看到她坐在街边的木凳上缝缝补补。

我们公寓周围有好几座为流浪者和低收入人群提供免费餐的教堂。我这个领取"社会安全生活补助金(SSI)"的低收入者为图省事，也偶尔去享受一顿。在那里，我也能遇上这位女流浪者。她从不急于排队领饭，总是先读一阵圣经，等别人全都吃上了才往发饭窗口走去，吃完饭还要尽力帮忙清理一下桌椅。我和我太太发现她共有五个布包，全都补丁摞补丁，其中有一个从不离身，估计是装有较贵重的物品，便决定送她一个很结实的帆布背包，没想到她很委婉又很坚决地谢绝了。这让我联想到她多年来宁愿手提肩扛受点累也不像其他流浪者那样，擅拿商家的购物车来装着自己的行李物品到处串。她怀有一种甘愿自己受苦也决不有负于人的善良。

去年刚入冬时，我看到的她已是鬓发散乱，形容枯槁，衣裤破烂不堪了。一连好几个早晨我都见她斜披着一块旧线毯，坐在一条能晒到太阳的长凳上打盹。我曾想，这女流浪者处境如此艰难，为什么不去收容所？知情人告诉我，几乎所有的收容所都存在霸凌现象，心慈手软的人很难呆下去。

最近几个月我一直没有看到她的身影，前几天才听说她已在去年隆冬的某个夜晚离开了人世。她的逝去引起了我由衷的悲怜和慨叹。最感动我的是，尽管她在最后的日子里看起来一身脏乱，可是她在极度困顿之中也能自尊自重的操守，足以令不少衣冠整洁的人，包括我自己，扪心自省。

小花初绽朵朵红

　　每个单月的第一个周六晚上，我们老年公寓的礼堂里就会热闹一回。那是湾区的华人学生演出队带来的。

　　湾区华人学生演出队其实没有一个很正式的名称。队员全部来自华人家庭。他们从小就开始学习各种演奏和演唱技能，达到一定的水平时，家长就继续花钱把他们送给一个由华人音乐工作者组成的艺术协会挑选，合格者即成为该队队员。协会的任务就是把这些基本功比较扎实的孩子组织起来，按各人之所长分别排练一些节目，再带他们到湾区各地进行表演，让他们有比较多的机会登台实践。

　　演出队的成员均为在校中小学生，年龄最小的只有八九岁，最大的面临高中毕业。所学以西洋乐器为主，也有中国的古筝之类。年龄大的，练功大都在七八年左右，不乏身手不凡的高手，好些都能作专业演出。年纪小的也不容小觑，带着一张充满稚气的娃娃脸，腼腼腆腆地走上台，也能演奏得有模有样，有板有眼，常逗得台下的老爷爷老奶奶们又高兴又怜爱，举起手机不停地留影。

　　华裔老人们一般对西方音乐都不很熟悉，演出队便特地为我们排练了一些中国乐曲，比如，古曲《春江花月夜》，粤曲《彩云追月》，芭蕾舞《红色娘子军》选段和大型交响乐《梁祝》。一出现这类节目，台上台下的交流互动就明显加强了。记得在《梁祝》的演奏中，有一段大提琴和小提琴的你咏我叹，把梁山伯与祝英台的相互倾吐演绎得如泣如诉，哀婉动人，听得台下个个心跟神随，脑袋轻摇。老人们看完这类演出，似比参加了一次朋友聚餐还亢奋。

这演出队里有两个成员给我留下了十分深刻的印象。一个是两年前已考入哈佛大学的钢琴小帅哥。他弹的乐曲全是欧洲古典音乐大师的经典作品，演技炉火纯青，或如行云流水，或如惊涛滚雷，总能动人魂魄，每次都被安排压轴登场。很多观者也正是冲着他的演奏走进礼堂的。我问他们的领队："如果在国内，这孩子的水平属市级，省级，还是国家级？"领队告诉我："他已在不少国际钢琴大赛中获奖，到中国的任何一个国家级文艺团体，都会是个一流演员。"另一个是我的邻居老太太的孙子，念初中，擅拉小提琴，两年前随队来公寓崭露头角时就被大家一致看好。今年夏天，他又利用暑假花三千美金考入斯坦福大学的乐团作为期一个月的见习训练。他是今年唯一被录取的考生，也是该乐团历年来年龄最小的见习者。老太太告诉我这消息时，乐得眉开眼笑。

铁打的营盘流水的兵。这个华人学生演出队已在湾区活跃了多年，每年都有一些高中生因升学或其他原因离队而去，也有一批充满活力的新鲜血液补充进来，而且明显地有着一批更比一批强的总趋势。所以每次来到我们公寓，总会为我们这些暮年老者带来一种在满园春色中看到小花初绽朵朵红的喜悦，而不会出现青黄不接的缺憾。

意外夺冠

四年前的那个春末，北加州湾区的华人音乐精英们正紧锣密鼓地筹建一个"美国和谐之声艺术团"，准备秋后到维也纳的金色音乐大厅去表演冼星海的《黄河大合唱》。按计划，全团共有一百二十人，其中除五六位专业骨干外，其余都得从湾区各民间合唱团的业余歌唱爱好者中选拔。我当年古稀出头，已成衰朽之势，有爱好也不敢往哪个文娱团体里凑，只是逢年过节在公寓举办的联欢会上嚷两嗓子而已。可是经不起邻里朋友的撺掇和金色音乐大厅的诱惑，壮着胆子参加了选拔面试。不知是不是几位考官念我一大把年纪尚有伏枥之志，恩准了我。

五月九日，"美国和谐之声艺术团"在中半岛的一个文艺活动中心正式成立。参加成立大会的除本团全体成员外，还有应邀前来的各界华裔名流，包括政府官员，企业高管，传媒主笔和演艺圈的名星。会开得隆重又热烈，每个人都被鼓动得激情似火，对将要登上最高音乐殿堂的表演充满急切的期待。

大会的主要议程上午全部完成，午饭后就只剩下余兴了。会议组织者为余兴安排的是一场歌唱比赛。为了娱乐大家，比赛只在业余选手之间进行，凡有科班经历者一律不得参与。

听说有这场赛事，我立马就来了兴致。近年来，五花八门的歌咏大赛层出不穷，让人眼花撩乱，但是都只能在电视屏幕上看到，我一直无缘亲睹。今天竟能置身现场，自是难得的快事。于是赶紧泡好一杯茶，静静地坐在自己的座位上，等待参赛者的精彩纷呈。

就在我心平气静地等着选手上台时，几个熟识我的朋友倒是激动起来，轮番跑过来问我，为什么揣着那么好的嗓子不上去露一手。我说："你们看这阵势，大部分有资格参赛的人都是风华正茂的俊哥靓妹，人家往那儿一站，不用开口，光印象分就压我一头。就凭我这老气横秋的样子去跟他们同台竞技，不是自取其辱吗？"他们又异口同声地说："不是比赛，不是比赛，大家一起热闹热闹而已。赶紧报个名！"而且不由分说就去主席台替我把名报了。哪好驳朋友的面子？我只得硬着头皮上台。不过我自知实力不济，丝毫没有摘金夺银的奢望。

我唱了一首传唱很广的日本歌曲《北国之春》。唱它，一是因为它只以一些很质朴的语言和寻常的家事就把亲情与爱情表达得十分真切，远比那些矫柔浮华的艳歌感人。二是这首歌的曲调高亢清丽，很适合我的声线。每次演唱我都能在行腔与抒情两个方面做到游忍有余。大概就是因为这两点，那天我在一大堆名流大腕和队友面前不但没有怯场，居然还很快入戏，越唱越自我陶醉，越唱越收放自如。一曲歌罢，四座皆惊，掌声震耳。更可喜者，五位评委全部给了我最高分。我以很大的优势夺冠，获得了一枚"今日之星"奖状。

这次夺冠实属意外，但也不全是侥幸。心态平和，没有患得患失的杂念干扰，与选对了歌曲，让我能把自己的演唱潜能充分发挥出来，是两大主因。

拔得这次比赛的头筹，对我的鼓舞很大，此后的几年我在社区里参加一些文艺演出，就显得很有些底气了。

语言不通也无妨

　　围绕着公寓四楼电梯口前的那个过厅，住着五户人家，其中包括我家在内的四户是中国人，剩下的一户是越南人。

　　这越南人是位单身老太太，个子不高，身体已明显发福，常喜欢穿一身很宽大的深色衣裤，所以看起来胖墩墩的。不过老人家头脑很灵活，步履也稳健，一点都不显奶奶级人物的老迈。

　　老太太来自越南，但有很深的中国渊源。她的祖父是中国人，早年移居越南做生意，发了，便就地成家繁衍了下来。想来她这个移三代身上至少也应保有四分之一的炎黄血统。遗憾的是她既不会说中文，也不会说英语，我们很难对她的过往有更多的了解。

　　不过语言不通，似乎并没有给这位越南老太太与其他四户中国人之间的日常交往造成太大的障碍，因为老太太有一抹很富感染力的微笑，浑然融合着和蔼，热情，沉稳与憨直。当她展现这种微笑再稍加一点形体动作时，你很容易明白她的心意，理解她的情感。清晨你向她问一声早安，她微笑着将身子微微一欠，你就知道她是在给你还礼。她带着一个小男孩在楼道里漫步，你用目光询问这小男孩是谁，她会带着慈祥与怜爱的微笑亲昵地搂搂孩子的肩，你一下子就能看出，那是她的孙子辈儿。你若指着那过厅的落地窗外，示意那连绵的阴雨实在恼人，她依然会露出一丝微笑，但同时会耸耸肩，显示出一种与你相同的无奈

老太太是位乐观而充满生活情趣的人。居室摆设简洁雅致，而且总是窗明几净。每天都会抽时间到过厅外的公共阳台上去转悠几圈，侍弄她的那几盆果菜。还常在晚饭后站在过厅中央的那个球台前玩台球，只是她的玩法与众不同：不用球杆，也不固定主球与目标球，随便在台面上的十几颗球中抓一个在手，再用力向另一颗球推去，撞上了就算成功，并不在意被撞的球是否进袋。这玩法十分简单，她却能自得其乐。我第一次见她这么玩时伸出拇指夸她别有创意，她脸上又露出了那微妙的微笑，这一回，那微笑里隐含的是一种带着童真的开心。

老太太还很热心人情交往。她在阳台上的种植有了收获，会跟左邻右舍分享。逢年过节做了拿手的糕点，她会一盘一盘地送给大家品尝。我尤其喜欢她腌制的酸菜，酸咸适度，微辣，加些粉丝和肉片做成汤，甚是鲜美。每次她送食品到我家时，我少不得要拱手一揖，表示感谢。此时她的回应又另有特点，紧紧地抿着嘴微微一笑，再轻轻挥手表示拜拜，显得格外真诚与朴实。

会用微笑说话的越南老太太与我们四户华人家庭相处越来越亲密，如果哪天她要搬走，我们一定会依依不舍。

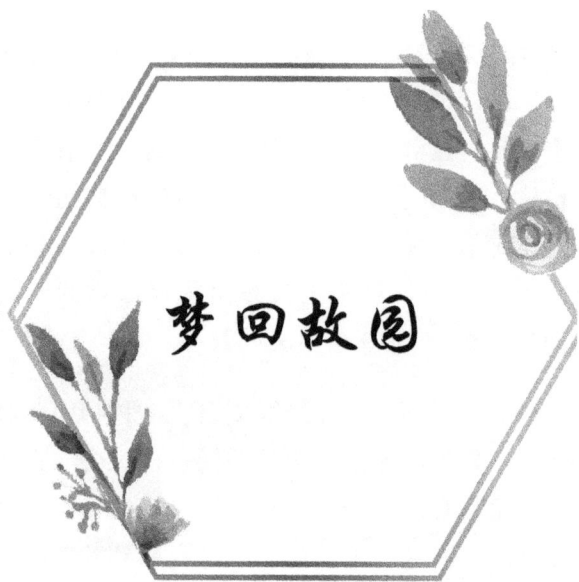

梦回故园

故园三棵树

2012年夏天，姐姐从中国来看我，我们一起度过的最愉快的时光不是去美东旅游，不是去大峡谷揽胜，也不是去拉斯维加斯小试财运，而是坐在我家玻璃拉门外的小院里，泡上一壶清茶，追怀那些充满稚气和童真的儿时旧事。

我十岁前，跟母亲和姐姐在农村老家生活。我家大门朝东，南墙外有一座近半亩大的园子。打我记事时起，园子的土砖围墙就已颓塌出几处豁口，外人可随意出入，远不如鲁迅先生笔下的百草园那么僻静有趣。不过在我们那个贫穷的小村子里，谁家有个空闲的园子，也就成了孩子们的乐园。

园子里有三棵树，一棵乌桕树，一棵李子树，一棵桑树。每棵树都牵连着一个难忘的小故事。

乌桕树长在园子的西南角，两人多高，每年都会结出许多种子。种子表面包着一层白色油脂，把它夹在劈开了几条缝的竹板缝口，用手使劲一挤，那种子就快速飞出去，可以打小虫子。有一天，姐姐为给我的竹板枪准备子弹，爬上乌桕树摘种子，被母亲发现了，气得她点着两只三寸金莲跑到园子里大叫："你要是掉下来摔死了，看我不打死你！"吃午饭的时候，我突然喷饭大笑。母亲莫名其妙，问我犯什么傻。我说："要是姐姐摔死了，你还要打死她，她得死两回。嘻嘻嘻……"母亲也禁不住笑了，说："你们把我气糊涂了。"

那棵李子树长得很高大，位于园子中心偏南处，每年结的李子又多又大，许是没用过化肥，果香似比现在买到的要浓郁得多。树中间横出一根很粗壮的分枝，我们便在它上面拴两根绳，再在两绳下端拴一块木板，荡秋千。没想到村里的孩子都爱来玩，荡来荡去，把地下的须根全摇断了，第二年就再也没见它开花结实。这事，让我们可惜了好一阵子；现在提起来还懊悔得不行。

桑树是靠近西边的半截围墙长着的。记得正是人们培育稻秧秧苗的时节，我和姐姐为了预防别家孩子偷吃我们的桑椹，决定在树干上抹一层厚厚的污泥，我负责去秧田里抠泥，姐姐就站在墙头往树干上抹。姐弟俩正忙得不亦乐乎，不知不觉秧田里的一只蚂蟥爬上我生疥疮久治未愈的右腿，在腿肚子上饱餐了一顿，等我发现时它已胀得圆鼓鼓的。那时我才四岁多，吓得大哭。没想到几天后，我的疥疮竟奇迹般地根除了。当时只知庆幸因祸得福，长大后才知道，蚂蟥在吸血时会分泌一种液体到人的皮肤里，既起麻醉作用，又不让血液凝固，还能杀死某些病毒。不过我至今也猜不透小小的蠕虫，怎么就掌握了那么先进的觅食高招。

这些事都已过去近七十年，园子也因无人打理一直荒废着。我问姐姐近几年是否回过老家，姐姐说回过，村里变化很大，几乎家家都盖了楼房，倒显得我们的旧园子一如前朝遗址。我说："遗址有遗址的作用，我们不卖，抽时间回去清理一下，留着它寄托后辈儿孙对先祖的缅怀。"姐姐欣然同意。

家乡的石桥

我的童年，是在湖北黄陂西部一个不到一百户人家的村子里度过的，那里是我的家乡。

村西，有一条终年不枯的无名小河自北岗而来，在村西南角急转向东，然后在不远处复又扭身向南而去。小河上有两座石桥。村西中部的一座高约四米，宽能走马，颇有气势，人们叫它大桥。村南河身南扭处的一座高出水面仅十几公分，条石桥面窄得只能容一人通过，是为小桥。

大桥下的河床较宽，布满细沙，还有一些石头露出水面。河水清澈见底，游鱼可数。常有小媳妇大姑娘来这里绾起裤腿站在水中洗头或洗衣服，谈笑声捣衣声总会为恬静的村庄平添不少生气与乐趣。

这座桥规模较大，是因为河西有我们村的很多田地。每到农忙季节，人，牛，铁箍木轮车及各式农具都得从这里通过。年深月久了，桥面上已留下明显的辙痕。最让我难忘的是，有一天我站在河岸上，远远看着我母亲挑着满满两桶粪水走过石桥，去为自家的菜地施肥。她那时正怀着我那个刚出生不久就夭折的弟弟，步履相当艰难。至今，这情景还常勾起我对母亲一辈子辛酸的回忆，令我暗自伤心。

在这座桥上，我还曾看到很有意思的另一幕：一支从河西来的迎亲队伍，抬着新郎，带着礼品，吹吹打打地从大桥上通过。新郎坐的八抬大轿轿门敞开着，只见他头戴宽边礼帽，身穿缎面长袍马褂，胸前还扎着一朵大大的红花，一上桥便拱手抱拳，行礼如仪，直到走出我们村东口才放下手来。一天，母亲一边纺线一边告诉我，这是因为我们村尚武成风，男人们大都有几年使枪弄棒的习武经历，方圆几十里范围内没谁敢怠慢。还说这是我爷爷打出的威风。原来，我爷爷在世时身手不凡，在村里当过多年武功教头，还曾在与邻村的械斗中带领弟子们把对方的几个肇事泼皮打得跪地求饶。

村南的小桥处河水较深，离村口又近，是我和小伙伴们戏水的好去处。那时我们都只有四五岁，并不会游泳，只是扶着石垒的桥墩漂在水里取乐。不料有一次我双手扶到了石墩长满青苔的部位，滑溜溜的，一下子就脱手溺入了水中。就在我要被水冲走的一刹那，正在桥边洗衣服的大妈眼明手快，一把抓住了我挣扎出水面的小手，把我救上了岸。我吓得直哭，大妈还把我抱在怀里哄了好半天。

大妈，按外界惯用的称呼，是我的本家婶母，生有五个儿子，个个都长大成人。除了老四(我叫他四哥)为陪伴双亲留守故土外，其他几个都在解放初期就外出到黄石港做工，并且落地生了根。四哥大我五岁，是本家兄弟姊妹中最挂记我的一位。那年我回老家去看望阔别十多年的他，在他家堂屋的供桌上看到大妈的遗像，骤然想起近七十年前老人家的救命之恩，不禁百感交集。我与四哥一番久别重逢的倾谈后，专诚买了香纸蜡烛和一卷长长的鞭炮，到族中先辈的坟前一一祭拜。我扶着大妈的墓碑想，如果她老人家知道我现在在美国无忧无虑地安度晚年，定会含笑九泉。

我与江汉关

江汉关是武汉海关的办公大楼，位于汉口江汉路与沿江大道的交汇处，正面和左右两侧都俯视繁华的大街，卓然挺立于长江岸边，占尽三镇风光。该楼落成于一九二四年元月，主楼和顶上的塔楼都是四层，占地近一千五百平米，高达四十六点三公尺，外墙由花岗岩巨石垒砌，整体为钢筋混凝土结构，临街三面各有一排直径一点五米，高约十米的科林斯式石雕廊柱，兼得希腊古典神韵与欧洲文艺复兴风范，不论是远观还是近瞻，都显得既雄伟又典雅。在半个多世纪的时光里，它一直是大武汉的不二地标。2001年六月，还因其在中国近现代史中的特殊地位和建筑美学上的卓越成就而被列为全国重点保护单位。

我对这座大楼比较了解而且亲近，是因为我家就在它附近，沿街巷曲里拐弯地走过去，大约也不会超过十分钟。

不过我跟它的第一次接触并非走近它，而是听到它的声音。那是我满十岁不久从乡间老家进城念书的第一天，突然一阵清晰的钟声让我为之一震。家里人告诉我，那是江汉关钟楼上传来的报时钟声，每小时响四次，一刻钟时响四个音符，半点钟时响八个音符，四十五分时响十二个音符，整点时先响十六个音符，然后再响出钟点数。那钟声嘹亮且雄浑，穿透力很强，夜静时分，武汉三镇都能听见。念高中时，我从一份杂志上得知它非同凡响，叫《威斯敏斯特序曲》，源自大英帝国鼎盛时期的伦敦。

我跟江汉关的第一次见面，也不是在它跟前，而是在我家屋顶的晒台上。依目测，直线距离也就是四百来米，所以钟楼上直径三米多的大钟钟面，一米多长的指针以及建筑体上的种种精美石雕都历历在目。然而最引我入胜的还是按"刻"而来的《威斯敏斯特序曲》，和着大江的涛声鸣奏，伴着蓝天的白云飘荡，那么奇妙，那么优美，一听到它，我就好像进入了一个迷人的童话世界。

我住近江汉关历三年之久，当然常有机会零距离接触它，但往往是匆匆而过，偶尔驻足也未必为之凝神。只有一个暑假里的下午，我跟一伙小朋友到它右前方不远处一片宽阔的江滩上踢小皮球，踢累了，坐在沿江大道的江堤上休息，不觉细细端详起那座平日里熟视无睹的庞大建筑来。当我看着那道高踞于二十八级台阶之上的拱形大门时，傻乎乎地想，进这里面办事的人肯定都是些跟洋人做买卖的富豪，如果我长大了也能从这门里进进出出，那该多神气！想着想着，竟发起呆来，踢球的小伙伴们都各自回家了，我还毫无察觉。

事有奇巧，整整四十年后，我误打误撞当上了一家中外合资企业的副总经理，常要负责处理一些海外业务。一天，我应公司报关员的请求同她一起驱车去武汉海关办理通关手续，还真的登上二十八级台阶，进了那道神往久矣的拱形大门，让衣冠严整的海关人员面带微笑地为我服了一回务！那一刻，我也笑了，想道，莫非四十年前的那个下午，这座阅尽中国近代百年沧桑的神奇大楼就有感于我的想入非非童真得可爱而慈心大发，着意要把我的那个梦想带入现实。

黄陂乡间的茅坑

我的老家在黄陂县西部一个不大的村子里。村西有条左弯右拐的小河，村东是一带相当平缓但绵延很远的山冈，我的童年就是在这里度过的。

按说黄陂县与繁华的九省通衢武汉是紧邻的，可是在我的记忆中，这个县大部分地区既贫穷又落后，其乡间专供男人使用的的茅坑尤其令我一想起来就感慨连连。

黄陂乡间的茅坑十分简陋，一般都只有两个基本部分：一是先在地上挖出一个方形或圆形的大坑，再用火砖或是石板沿坑壁砌起护墙，以防粪水渗漏；二是在大坑上用土砖和茅草搭一个颇似现代足球门的顶盖，略略挡点风雨。比较讲究的人家，会从坑口的这一边到那一边架桥似地搭两块相距二十来公分的条石，供人踏脚蹲着"方便"。那些没有搭踏脚石的茅坑，如厕的人就只能蹲在大坑的边缘"了事"啦。记得我家的茅坑就没有搭踏脚石，小小年纪的我，看着那大坑觉得它深得不得了，每次蹲在它的边缘时都吓得使劲将身体往前倾，生怕稍有闪失跌落下去。

黄陂乡间的茅坑虽简陋，积肥还是没有大问题的；可是人们如厕后的净身处理就让人觉得实在可怜。这地区，人们蹲茅坑是不带解手纸的，他们先在周围找一两块小石块，破瓦片，或是鸡蛋大小的土疙瘩带到蹲坑处，大便完后就用它们刮一刮，擦一擦。年深月久了，这类解手纸的代用品并不容易找到，他们刮擦过后还舍不得扔掉，常常顺手把它们存放在茅坑边，等晾干了下次再用。十岁刚过我就进了城，邻居们没少笑话我"乡下孩子生得苦，石头瓦片擦屁股。"我自己倒是纳闷，在乡下苦了那么多年，怎么就没有发现自己或其他人因此而落下什么病痛！

黄陂乡间的茅坑，最令人尴尬的还不是那种可怜的净身办法，而是它没有正面的围墙更没有门，藏不住隐私。固然大部分茅坑都朝向田野，不在一般人的视野之中；却也有少数人家实在没有选择的余地，所建的茅坑怎么也避不开村头的道路，如厕的人就没法不暴露无遗了。遇上这种情况，上了点年岁的妇女还可"非礼勿视"地快步走过去，大姑娘小媳妇就不得不远远地绕道而行了。

所幸的是，改革开放以后黄陂县逐年富足起来，乡间的面貌日新月异，茅坑也随之大大改观。四年前我回老家看了看，村里几乎家家都盖了很气派的楼房，而且都带有配备着水管和卫生纸的专用卫生间。只是这卫生间仍不失农村色彩，大便槽直接与室外的积肥粪池相通，依旧可以积肥。旧日那多少带有些原始色彩的茅坑已没了踪影。

茅坑的改观也减少了女人们的麻烦。以前，她们的便溺问题都以马桶解决，可是马桶容积有限，每天都得一大早趁着人不多端出去先倒进自家茅坑，再去水塘边涮洗。如今家里都有了卫生间，哪还有必要端个臭烘烘的马桶来回跑！

饥肠辘辘之时

"人是铁，饭是钢，一顿不吃饿得慌。"这话不假，不过说的只是一顿不吃引起的麻烦。要是有人顿顿都吃，可是顿顿吃不饱，而且经年累月都是如此，问题就不那么简单了，它不光是让人面带菜色，还会引起挨饿者心理失衡，做出一些不理智的事来。这种情况，在上世纪中国粮食供应极度困难人人吃饭都受限制的那几年就时有发生。

我第一次看到，是在1961年暑期坐火车从西安回武汉的途中。车到郑州站，很多乘客都下车去售货亭买包子。那包子热气腾腾，分量很足，收粮票也不像一般饭店那样分毫不让，所以都抢着买，而且大都买得不少。直到开车警示铃响了，还有一位中年女乘客双臂围成一个圈，护着胸前的一堆包子往车上跑。就在这时，只见一个像是正在等候另一趟车的男子朝她跑过来，毫不客气地拿走了她胸前的好几个包子。那女乘客既没法撒手与他抗争，又得赶着上火车，气得边跑边骂。亏得列车员帮了她一把才急匆匆抱着剩下的包子上得车来。

第二次看到，是在武汉我家附近的后花楼街。这条街不长也不宽，但是商铺鳞次栉比，行人摩肩擦踵，甚是热闹。那天中午我上街买文具，走在一位光脊背穿草鞋裤管卷得一高一低的彪形大汉后面。走过十几步，只见那大汉突然边走边弯下腰去，不慌不忙地从前面那位女士提着的敞口纸袋里取出几块甜饼，再直起腰转过身从从容容地往嘴里塞。女士回头发现有人偷她的饼，还不跑不躲当街大口大口地吃，顿时气紫了脸，挥起拳头就往大汉背上捶。可是她那细细的胳膊，小小的拳头，哪里打得痛人家？大汉纹丝不动，也不还手，只管站在那里咧着嘴享受自己的免费午餐，逗得满街人都笑。

第三次就不是我看到而是我听到的了，不过我确信那是真的，因为消息来源可靠。一个曾在高中与我同班的老同学告诉我，他们美术学院的一个学工笔国画的学生饭量特别大，每天都吃不饱，便逼其所长，偷偷画起粮票来。画得恍如复印，几可乱真，就悄悄地拿出去用。开始画的面值小，没人太介意，倒也好蒙混。到他画出面值为五十斤的粮票时，终于被人从用纸上看出了破绽，扭送派出所关了两天，回到学校后又被系里按阶级斗争狠批了一星期，最后处以留院察看一年。

我的这些见闻，若是出现在丰衣足食的太平年代，肯定会引起极大的公愤，受到严厉的谴责。可是它们发生在我的周围时，没有一家媒体提及，众人也往往一笑了之。原因很简单，人人都在忍受天天吃不饱的折磨，哪一个不想找点门路多弄点吃的？个别人因把持不住自己而行为曲扭，固然不宜放任，可也得设身处地替他们想想，若不为饥肠所累，谁不愿活得体面一点？

可怜慈母养我心

我爷爷，我父亲和我，都曾有过兄弟。不幸，那些兄弟不是病逝无后就是早早夭折，挨到我，已是三代单传的独苗。

这在七十多年前的中国乡间，是件很让人揪心的事，一旦独苗不保，一门香火也就断了，那可是不堪设想的千古遗恨。所以我的父母，特别是我的母亲，便为抚养我长大成人倾注了她后半生的全部心血，并为此采取了好些特别措施。

母亲为我做的第一件事是请拉着二胡走村串户的瞎子先生给我算命。算了不知多少次。也巧，那些算命先生众口一辞认定我五行缺水，要慎防不测。母亲忧心忡忡地问其中的一位："有没有应对的办法呢？"那先生翻了翻瞎眼，略作思考后压低嗓子说："少不得要破点财。这样，你拿出十个铜板，我给你儿子改个好名字，他就无病无灾了。"母亲重负顿失，痛痛快快用十个铜板换来了我这千秋万代都不会闹水荒的名字。

水是不缺了。这命是否真能保住呢？改名不久，我母亲又提心吊胆地嘀咕起来。她还终于想出了两个办法来化解这一疑虑。首先，在我头顶留根辫子，把我当成女孩子来养。她听人说过，女孩子命贱，阎王爷都不待搭理。然后，再为我套上一个银项圈。我老家的方言管银项圈叫"狗框"。也就是说，母亲把我贱成女孩还嫌不够彻底，遂进一步把我贱成狗。

护子心切的母亲做到这一步还觉得不保险，又使出了更加有力的一招，把我许给一个经常到我们村讨饭的老太婆做干儿子。那孤苦的老人总有六十多岁，灰白的头发散乱不堪，又黑又脏的脸上布满皱纹，穿一身补丁摞补丁的粗布衣裤，一手挽着破竹篮，一手提着打狗棍。最让我害怕的是，她的鼻梁异常扁平，几乎只看得出两个鼻孔。老人每到我家门口，总要坐下来歇谢脚，看看我。我母亲也就赶紧抱出我，要我喊她干妈。她也咧着没牙的嘴，要把她讨来的饭分给我吃。这时候，我真是吓得三魂丢了两魄，直往我母亲的怀里钻。现在推想，母亲当时一定是以为我那干妈越穷越丑我就越好养，根本没想过我一见她就会惊恐万状。

如今，干妈的白骨已不知抛向何方，我父母也于多年前相继谢世，我十岁时从头上剃下来的那根辫子，从脖子上取下来的那个银项圈，也都在坎坷的人生旅途丢失，只有母亲毫不痛心花钱给我买的名字"海生"伴随我至今。有位朋友在报上读过我的文章后，问我何以不取一个高古一点的笔名。我告诉他，我署名"海生"发表文章，是对母亲养育之恩的一种缅怀。

我读私塾

大约是六岁左右，我进了本村黄先生办的私塾，开始接受启蒙教育。

那时的私塾，不分科目，不分年级，也不分班，所有的学生都集中在一间大屋子里，坐在自带的课桌前读书写字。黄先生的教学方法很简单：在你自选的课本上用红笔圈上几句课文，摇头晃脑地教你念几遍，你就拿起课本回到自己的座上反复朗读背诵那几句。背会了，再去背给他听。他不满意，会板着脸说："欲速则不达。下去背熟了再来！"他若满意了，就继续往下圈几句，照旧教你念几遍，让你回去背。如此循环往复，直到把一本书读完。写字则是要求你先在一方引本(即范本)上蒙一张薄薄的白纸，再拿毛笔顺着引本透上来的笔划填写。写完两三张就拿去请他审阅。他会在写得较好的字上画上红圈。待你写到有了一定的控笔能力，就可以扔开引本临帖了。临出的字，当然仍要请他审阅。

不论是教读还是教写，黄先生极少讲解，我因此常为好些疑团困惑。有一次我壮着胆子一连向他提了好几个问题，他许是觉得我小小的年纪，脑瓜子还满复杂，像是发现了个得意门生似的地对我说："用心地读，认真地写，久而久之，你自会悟出各种道理来。自己悟出的道理，能在心里扎根，终身受用，比我讲你听好很多。记住先生的话！"说完，还亲切地摸了摸我的小脑袋。

我读私塾时，家境相当贫寒，所以不得不尽力节省。记得我在一年多里读了三本书：《学而》《先进》和《孟子》，后两本都是本家堂兄读过后借给我的。练字就更有奇招，把一块青砖的表面磨光，再用毛笔蘸着清水在上面书写，字迹清晰可见，但几秒钟后就湮没了，又可重写，既省纸又省墨。这点经历，让我对古人囊萤映雪负薪挂角勤奋读书的故事深信不疑。

私塾的传统是先生可以打学生。甚至是越能打的先生声望越高。黄先生不很历害，但也有发威的时候。记得有一次，不知是哪几个同学在放农忙假时跟邻村的孩子打了一场群架，黄先生觉得有辱他的师名，可又查不清具体人头，气得他开学后罚我们每人三板子。我那时入学不到半年，年纪小，很驯善，读书又专心，还从没挨过先生的打。这一回遭鱼池之殃，也未能幸免。不过黄先生偏心于我，戒尺高高举起，却又轻轻落下，一点都不疼。

读了近两年私塾后我就离乡进了城。三十多年后我回乡探亲，最先拜访的就是黄先生。他得知我正在一所大学执教，脱口就说："好，冰成于水寒于水，青出于蓝胜于蓝！"高兴得门牙缺口都露出来了。

又过了三十多年，我从美国返回老家，第一想拜见的仍是黄先生。遗憾的是老人已高龄作古。黄先生的逝去令我十分悲痛。是他最先教我要用自己的思考去领悟大千世界。是他那轻轻的三板子给了我爱心永存的鼓舞和鞭策，是他用宽厚的肩膀挺起我，开始了向知识高峰攀登的第一段人生旅程。

接 船

上世纪五十年代初，我父亲在安孚公司的安渝轮上任二副，常年往返于上海与重庆之间。我家住在武汉市的江汉关(后改名武汉关)附近。每当父亲的船在武汉停泊，我和妹妹总会到码头上去迎接他。

那时的通信手段远没有现在这般便捷，有关安渝轮的行踪我们只能通过公用电话向父亲的公司了解。而当时的公用电话是分设在各街道的某些店铺里的，打电话的任务就大都由我来完成。那会儿，我刚满十岁不久，还是个一脸稚气的孩子，可是打起电话来，口齿伶俐，又很有礼貌，公司接电话的人都为自家团队里的主力二副有这么个乖巧懂事的儿子而格外高兴，往往回答完我的问题后还要找些话来逗我跟他们多聊几句。我当然也意识到他们对我的喜爱，心里乐滋滋的。

我和妹妹喜欢接父亲的船，首先是因为我们一年里难得见他几面，另一个重要的原因则是我们每次登船都会大有斩获。我父亲所在的公司是一家民营企业，刚解放的那几年还是按旧制经营。二副属于高级船员，不单工资远比一般国家干部高，还有专门的随船西崽(服务员)帮他打理日常生活。我父亲是个不那么精心于零碎钱的人，每当西崽替他洗衣服时，他就随手把兜里的一些破损或揉皱了的纸币扔进写字台的抽屉里。不知是哪一次我和妹妹上船接他回家时，无意中发现了那些乱糟糟的纸币，便动手帮他整理。父亲看在眼里喜在心头，奖赏似地说："好，这些钱就归你们啦！"我和妹妹平日里哪有这么多零花钱？高兴得互相咬着耳朵傻笑了好半天，而且自那以后，上了船再也不东走西串，一心只在翻抽屉。

父亲驾驶的安渝轮是一艘货轮，很大，武汉港能提供它停靠的码头不多，它有时不得不在远离港区的江面离岸抛锚待令。遇上这种情况，我们就得乘坐公司临时租用的小木划子登船。那划船者荡着双桨缓缓前行，倒也平稳。可是有一回父亲带我们回家时坐的是一条较大的帆船，船家把打了几块补丁的白帆升得老高，强劲的江风把白帆鼓成了一个弧面，推着帆船箭也似地朝着江汉关方向冲去。这时，船身严重倾斜起来，左侧船帮低得几乎快要没入水中，飞溅的浪花不时落进坐舱。我和妹妹老耽心那帆船会倾覆过去，吓得大气都不敢出，一个劲往父亲怀里挤。父亲却泰然自若地说："巧手能使八面风。风一鼓帆，船就会歪向一边。这就是俗话说的正马歪船，不用害怕的！"我和妹妹都小小年纪，并不完全理解父亲的话，但是想到他能驾着那么大的货轮闯荡万里长江，说话的口气又如此镇定自信，我们就心安了许多。

从江边到我家并不很远，但是每次回家父亲都会叫一辆脚踏三轮车拉我们，显然是想让我们享受一下坐车的乐趣。上车后，他就坐在中间，把我和妹妹搂在左右，再满怀慈爱地问我们一些生活和学习方面的问题，我们一回答，他就满意地微笑。那一路上的温馨与甜蜜，是我童年时期最美好的回忆。

惨痛的船难

　　一九五四年十一月上旬的一个凌晨，安孚公司的安渝轮在离云阳新城不远的巴阳峡遇难沉没。这是万里长江上无数船难中颇受关注的一次，《长江日报》曾以相当大的篇幅作过报导。

　　船难发生在那个凌晨的五点四十五分。其时，大雾弥江，能见度不足五十米，而眼前的巴阳峡，江面窄，水流急，礁岩处处，危机四伏。前进，看不清航道；回头，转不过身去；停下，平滑的岩底咬不住铁锚，真的是临近了绝境。当时值班领航的是一位身躯伟岸美髯飘胸的老领江。老人家在航运界声望极高，年轻时在川江上驾一只木划子赶码头谋生，有一回风急浪高把他的木划子掀翻了，他从容以对，先跳上船帮，再踏上船底，居然连鞋底都没打湿。可是这次他无计可施，只好硬着头皮往前闯。不幸，钢铁巨轮操控起来远不如小小的木划子那么得心应手，船头很快被一团暗礁顶出一个巨大的裂口，不到五分钟就惨遭灭顶！

　　我父亲当时在该轮上任二副。出事时他没当班，正在自己的房间里睡觉。紧急警报把他从梦中惊醒，他刚穿好救生衣就随船落入江心，在冰冷的江涛里沉浮翻滚了约五公里才绝处逢生，被一只木船救上了岸。

安渝轮是一艘长七十多米的货船，造型十分漂亮，我很喜欢它。念小学时，每逢船到武汉，我总会上船欢天喜地地迎接父亲回家，顺便探察一下船员们工作和生活的神奇天地，或是借轮船在港内转移码头之机，悄悄站在驾驶室门外，透过门上的玻璃睹一睹父亲指挥走船的风采。当我看过父亲叙说船难经过的来信后，意识到那美好的一切已无法再现了，不禁悲从中来，那颗被惊呆了的心似乎也一下子沉入了江底，沉重，冰凉。

此次船难共夺去三个人的生命。最年长的就是当班的老领江。他本已被人救上岸来，可是坐在岸边左思右想，觉得自己一世英名已毁于一旦，实在无颜再见江东父老，乘人不备纵身一跳，还是殁入了江中。年龄居中的是一位曾在外轮上工作过的轮机长。他下班不久，正沉睡在自己的房间里。慌乱之中人们来不及去叫他，无情的江水将他永远留在了梦乡里。最年轻的那位是个报务员，波涛已封了电报室的门他仍置生死于度外坚持发求救信号，毅然以身殉职。《长江日报》在报导中给了他高度的赞扬，管理部门也追认他为航运战线的"优秀青年"。

船难过后不久，我父亲就由长江航务管理局安排到另一只船上工作，仍任二副。曾多次与死神搏击的他对自己所从事的那个时时与凶险结伴而行的职业似无多大的怨恨，但是一直对蒙难逝去的三位同事深深地怀念。高中毕业考大学填写入学志愿时我就择业问题征求他的意见，他声音低沉地说："行行出状元，不用那么煞费苦心地挑三拣四；要记住的是，这世上没有不翻船的航道！"听得出来，话语里悲怆隐隐。

令人心悸的童年

一九四九年底，我离开了留守农村的生母，到住在武汉的小妈膝下念书。那时，我刚满十岁。

小妈是我父亲的第二个妻子，比我生母小十五岁，又在长江一带待过好些年，是个见过世面爱赶潮流的女人。她没有生育能力，对我虽没做到"视为己出"，却也未至虐待。后来她发现我的学习成绩屡登全班榜首，更是逢人就说："这是我儿子，聪明得很，在班里总考第一！"骄傲之情溢于言表。

或许是因为小妈不是亲妈，我在她跟前事事谨小慎微，从不敢放纵撒娇，使我不但学习成绩拔尖，待人接物也小大人似的很是得体有分寸，经常得到邻里长辈的夸奖。

没想到，我的这一近乎超常的表现竟被我这位大胆的小妈用来帮她做了两档子触犯法纪的事，险些成了她的"陪斩"。

有一天，她带我到一栋很雅致的民居二楼去看一对年轻夫妇。寒暄几句过后，照例把我夸了一通，然后压低嗓门神秘兮兮地说："孩子虽然只有十岁，但是办事机灵稳妥，我很放心"。原来，这是一次引荐会面。那夫妇俩是以卖中草药为名做金银珠宝生意的暗商，我小妈是她们的一个客户兼中介人，把我介绍给他们，是让他们先认识一下我这个即将上任的小"交通"。我的任务是将小妈藏在我身上的"细软"带到这夫妻店来，换成人民币再带回去。

其实，我的小妈并没有多少拿得出手的货色，我好几次都是在为一位邻居伯母服务。这伯母的丈夫曾在一家轮船公司任船长多年，积蓄可观，不幸五十多岁就因脑溢血撒手人寰，留下孤儿寡母只能靠兑换金银首饰度日，所以常常恳求我小妈帮忙。小小的我参与其事，并无多少犯罪感，倒是因为那不幸的孤儿是我的同龄玩伴，而心怀些许朦朦胧胧的哥儿们义气。

又一天，是个冬日，小妈让我穿一件长棉袍去见另一位秦先生。秦先生住的巷子很深，房子昏暗，我已记不起房间里的摆设。但他本人留给我的印象很深：将近六十岁，高个子，长得肥头大耳，胡子拉碴的脸好像有点浮肿，颇类电影里的反派人物。他们简单交谈了几句后，小妈让他将一长块洗衣皂大小的大烟土绑在我的腰间，然后牵着我的手匆匆离去。那气氛，真让我有些惶惶不安。

没几个月，铤而走险的小妈终于东窗事发，被派出所拘留起来。不过，这类犯罪无关颠覆解放后刚建立的新政权，她的坦白交待也彻底，经二十多天的批判与教育后就被宽大处理，释放回家了。

作为一个只有十岁的小学生，我在上述事件中当然不可能承担任何责任，它也没对我后来的生活造成什么影响，但是时至今日，我已是"此身行作异乡土"的人了，回顾起那段里程来仍心有余悸。倘若我的小妈侥幸几年无事，我的人生道路会通向何方，真是不堪设想！

泼悍的小妈

1939年6月底，母亲在黄陂老家生下了我。我很幸运，有个四岁的姐姐作伴。我来到人世不久，常年在上海一家航运公司当船员的父亲将一个比他小十五岁的新寡收为二房。这二房没有生育能力，进我家没多久就抱养了一个只比我小几个月的女婴。所以，还在襁褓中的我就稀里糊涂地又有了一个小妈和一个既不同父又不同母的妹妹。

这一年，我父亲既得子又纳妾，添丁进口，当然是踌躇满志。可是他哪里料得到，从这年开始，他主导的这个家庭就一直被种种不幸所困扰，而他的新宠我的小妈正是这不幸的制造者。

好像是我开始记事的那年早春，与妹妹一起定居武汉的小妈有天下午悄然回到了我们黄陂老家。这是她成为我家的人后第一次回祖屋，穿得很讲究，也带了好些礼物送给本家兄妹子侄。我父亲是本村唯一一个在外面做大事挣大钱的男人，辈分也高，所以大家都对他的这位既时髦又阔绰的新宠很敬重，当下就置了一桌丰盛的酒席洗尘接风，而且谈笑甚欢。可是谁也不知为什么，这位看似还有些教养的邓家二奶奶第二天上午跟我母亲说过几句话后，突然就大发雷霆，啪的一下将碗柜打开，然后一边不干不净地骂人，一边恶狠狠地将昨晚没吃完的菜一碗一碗地扔进厨房外的水池里。我母亲被这突如其来的泼妇举动惊呆了，莫名其妙，也不知所措。二奶奶折腾了好一气，总算被人劝住，然后由一个侄子用独轮车推到火车站回武汉去了。无端受辱的母亲这天整个一下午都坐在床边悄悄垂泪，她意识到了，这女人此番回乡没有别的目的，就是要抖抖威风以震慑门庭，自己往后在这个家里肯是无法抬头的！

我刚满十周岁不久，父亲决定让我去武汉念书，于是，我开始跟小妈生活在一起了。小妈大字不识一个，却很要面子，见我学习成绩很好，就常把我带在身边向朋友们炫耀："这是我儿子，聪敏得不得了，回回在班里考第一！"可是我的这种能让天下父母乐在心头的长处并没有让她将我视如己出，她从未在我身上表现出那种孩子的命比自己的命更重要的母爱。她给我买衣服鞋袜，总是尽量拣便宜的。寒暑假，别人家的孩子都轻松愉快地玩耍，我每天得扫地擦桌子洗茶具，还要按时将厨房里的煤球炉火生着。最要不得的是她铤而走险挣黑钱，竟用我做小交通给那些不法的暗商传送金银首饰，甚至大烟土。将近一年后东窗事发，几十个跟她类似的作案者一起被强制集中在离我家不算太远的一所小学的一个大厅里，进行二十多天的封闭式批判和教育。刚过十一岁的我，在这段时间里还不得不小大人似的挺直腰杆支撑起已不成家的家，照顾妹妹，给被拘留的小妈做饭送茶送水洗衣服。有妈的孩子像个宝，可是我的小妈却只能让我常常觉得自己是生活在一场噩梦中，所以小学毕业后我下决心考入武汉唯一的一所可住宿中学，走出了小妈的阴影。

我念初一的时候，我父亲抢在严格限制户口自由流动之前托人把我母亲和我姐姐的户口迁到了武汉，让她们俩脱离了艰苦的农村生活。这是我看到的，我父亲为我母亲做的唯一一件值得称道的事。可是这件让农村人羡慕的不得了的大好事并没有改善我母亲和我姐姐的处境，甚至让她母女俩的日子更加难熬。我的小妈既把我母亲视为当然的情敌，容不得她来分享我父亲的感情和财产，又把这来自农村的母女俩看作没见过世面的乡巴佬，每天像监工头似地分派她俩做些劈柴洗菜擦地板之类的粗活。我母亲和我姐姐在农村干惯了重活，进了城料理一下家务倒也不是问题，所以并不多计较。可是我的小妈看她俩总是逆来顺受，老实可欺，便变得越来越骄横，遇上不如意时竟拿起扫帚打我母亲。可怜的母亲怕影响我在学校里的学习，从不把这些事告诉我。有一个星期天我回家休息，母亲房间隔壁的房客悄悄告诉我："前几天你的小妈打了你母亲，你母亲和你姐姐躲在房里整整哭了一夜。"我这才知道我的小妈是多么狠毒。

小妈的恶劣行径愈演愈烈，我母亲和我姐姐实在忍无可忍，终于在两个多月后的一天找到街道办事处寻求公道，并希望分得我父亲的供养到外面过自己的日子。其实街道办事处的工作人员对我小妈的霸道早已看不下去，听了我母亲的诉说后立即就把她叫去，进行三人对六面的现场处理。最后的结果是，刁蛮的小妈只让我母亲每月拿六十块钱，负责抚养我姐姐和我。三个人每月有六十元的生活费，这在当时还不算太差，然而在我家就极不公平。我父亲作为轮船上的高级员工，每月的工资能达到二百二十多元，再加上房租收入绝对不低于二百四十元，我们有一半的人口却只能得到其中的四分之一，简直是一种屈辱。可是我母亲急于摆脱我小妈的作践，同意了，而且很快就到市郊我姑姑家附近租房住了下来。

我的父亲在轮船上工作了一辈子，经年累月地风里来雨里去，刚过六十岁就因风湿性二尖瓣狭窄导致了半身不遂。开始时比较轻微，住了一段时间的医院就回家了。到了1966年，病情就恶化到了连医院都无法接受，只能在家里苟延残生。最后的几个月，他浑身不舒服，一坐起来就想躺下，刚躺下又想坐起来，需要很有力气的人帮他。由于我远在山西工作，无能为力，瘦小的母亲只好从农村请来一个侄儿，两人日夜轮流守候在他的病榻前。而正在我父亲极需照料的时候，我的小妈却一次又一次地提着大包小包，偷偷把家里值钱的东西送回她的松滋娘家，根本不把这个宠了她大半辈子的男人的死活放在心上。已失去语言能力的父亲没法说什么，可是两个女人绝然不同的表现让他清楚地意识到，自己愧对了为这个家生儿育女辛劳一生的发妻，好几次两眼直愣愣地望着我母亲潸然泪下。是年的十月二十四日，熬得灯干油尽的父亲离开了人世，他是怀着无限的悔恨走的。

父亲走的时候，我妹妹已是具有大本学历的农业科技人员，跟她丈夫一起在宜昌附近的公安县工作，虽在农村，居住条件和生活环境都很理想。五十出头的小妈如果到他们那里带带孩子，做点简单的家务活，晚景应是无忧无虑的。可是她贪念大城市的奢华，继续住在我父亲遗留下的二层小楼房里，还先后与两个男人结过婚。那种婚姻只不过是找个老来的依靠而已，自然谈不上有多幸福，也都没有被对方的子女接受。结果是郁郁寡欢的她，真就没有跨过七十三岁这道坎。

小妈生前给我留下的印象太令我伤心，所以她的辞世并未让我觉得很悲痛。但是她毕竟跟我父亲一起走过二十多年的人生历程，对我也有四年的养育之恩，我还是尽了我作为人子应尽的一份责任。我和妹妹一起把她送到火葬场，并把她的遗体搬上推往焚烧炉的活动床，向她做了最后的告别。

良慧姐

从念小学四年级开始，我跟我的小妈在武汉一个名为清河里的里弄里生活了将近四年。那里弄是个死胡同，很窄小，只有五栋两层楼的民房，里面住着十来户人家。我的少年伙伴也就六七个人，其中与我关系最密切的是良慧姐。

良慧姐比我大三四岁，就住在我家的正对门。她活泼大方，一笑两个酒窝，蛮阳光的，很容易接近。可叹的是她来到清河里之前的那段童年岁月很是悲惨，连我这个十岁刚出头的小男孩儿听了都为之难过。

苦难的根是她的亲生父母种下的。她的父亲姓魏，是长江航务管理局汉宜段的领江，专门负责武汉与宜昌之间的轮船驾驶。这样的船员不固定在一只船上，船到了武汉，他就上岸住在家里等待开往宜昌的船只，船到了宜昌，他又上岸住在领江工会再等待船只往武汉开。三十年代中期，工薪不菲的魏领江在宜昌遇上了一位颇有些姿色又无所依靠的女人，两人很快便姘居起来，并于翌年生下了小良慧。由于魏领江常年都在两头跑，他的这段婚外情一直就半明半暗却也无忧无虑地延续着。可是天命难违，到了十多年后的五十年代初，那个女人不知怎么就染上了大烟瘾。

没多少时日，本来就是靠人养活的她便囊空如洗，女儿不得不辍学捡破烂换钱。眼见得日子越来越难熬，又开始一毛不值五分地卖衣物卖家具度日。最后到了家徒四壁连连断炊的地步，完全绝望了的女人决定把女儿卖出去，让她有条活路，自己就听凭命运的发落。此时已满十三岁的良慧姐察觉了母亲的意图，又急又怕，赶紧躲到领江工会去等待久未见面的父亲。所幸的是没过两天，魏领江船到宜昌，快刀斩乱麻似地先把奄奄一息的女人送进戒毒所，再随船把女儿带回了武汉。

良慧姐进入清河里的家，让她躲过了一劫，自然值得庆幸。而且她这里的妈（魏太太）为人和善，虽因丈夫的不忠而痛苦不堪，但是考虑到在三十年代的那种社会，纳妾常被看成是男人有能耐的表现，所以也没有大哭大闹；甚至在良慧姐初进门的那天还专门放了一大挂鞭炮以示欢迎。然而她依旧没有逃脱一个畸形家庭对子女的感情伤害。没过多久，她就明确地意识到，除了父亲，她与魏家其它人都很难无拘无束地亲近。

她的这一意识是在一件偶然的事情中流露出来的。那是一个星期天早晨，我的小妈上街买菜，我照例在家生炉火。不知为什么那天总也生不着，情急之中想到，若是我的生母在我身边，哪会让我生火，早就让我出去玩了，不由暗自落泪。正在这时，良慧姐过来串门，一看厨房满地狼藉，我的脸上又挂着黑灰和泪花，忙弯下腰问我："这么伤心，想亲妈了吧？"刚满十一岁的我听了这话，泪珠更是成串地往下滚。她知道触动了我的心事，赶紧掏出手绢一边帮我擦脸一边说："快别哭了，你小妈看见了会不高兴的。"然后压低了声音说："你记住，这里弄里只有我们俩得不到亲妈的呵护，不像别人家的孩子那样能撒娇耍赖。以后心里有什么委屈只管告诉我，我会尽力帮你的。"说完，她三下五除二，帮我生好炉火，又把厨房收拾得利利索索才回去。

这件事一下子拉近了两个同病相怜者之间的距离，从那天起，我真把良慧姐看成是我身边最亲近的人，相互交谈的次数也明显多了起来。我现在还记得的一次交谈内容是她说我读书聪敏，升初中时争取考一所住读中学，就可以摆脱家庭的阴影。

小学毕业后我还真按她说的做了，在录取率只有十六分之一的情况下，考取了武汉市唯一能住读的四男中。凑巧的是，那年她刚好初中毕业升高中，也成功地考进了武汉市唯一能住读的二女中。邻里们都很高兴，夸我们读书用功，双双考进了武汉最难考的中学。我们俩当然更是高兴，但都不向外透露高兴的原因。

秋季入学后，我和良慧姐都有龙归大海鸟入林的欢畅，但是也有点小小的遗憾，俩人都得到星期日才回家休息一天，见面的机会就不多了。而且一年以后，我父亲把我的生母和我亲姐姐的户口从农村老家迁到了武汉，我们娘儿仨搬到当时远在郊区的江岸车站附近居住，我一年也去不了清河里一两回，就更难看见良慧姐。记得最后见她是在她高中毕业的那个暑假快要结束的时候，她告诉我她考取了江西南昌的一所医学院，很快就要启程去学校报到。聊到最后，她依依不舍地握着我的手说："这一别还不知什么时候才能再见。好好享受亲妈的爱吧！"她说话时的表情依然是那么乐观阳光。我很佩服她的襟怀，心中那么多的酸楚却能坦然以对。

自那一别，我和良慧姐天各一方，就真的没有再见面了，而且彼此之间也断了音问。但她绝对是我一想起来就恨不得马上见到的知心朋友。退休后我曾去清河里拜访她的家人，可是魏家的整栋楼房已物是人非。移居美国后我仍不放弃希望，见到来自江西的同胞我就问人家知不知道一个名叫魏良慧的女医生，得到的回答也全是否定的。尽管如此，我还是怀着一种期盼，但愿哪一天我能得到一个意外的惊喜！

大碗快吃的悲哀

我家里有一只大号的浅绿色搪瓷碗，还是我念初中时买的。用了几十年，里里外外都有些密密麻麻的擦痕，底端的搪瓷也多有磨损，但是我总也舍不得扔掉。倒不是我很注意物尽其用，是因为它曾伴我度过了一段说来令人兴叹的艰难岁月。

我的初中是在武汉第四中学念的。该校由一座旧教堂改建而成，位于偏远的市郊，占地面积很大，生活设施齐全，所以市教育局把它办成了一所只招收男生的全住宿中学。人们简称它为"四男中"。

我于一九五三年秋季入学。第一年，学习生活还算安定，可是一跨年，吃饭就出现危机了。由于人口多，农业生产水平低下，粮食不够吃，国家那年开始对粮食实行统购统销，并根据性别，年令及工作岗位的不同，对每个人给予定量供应。我们男中学生的标准是每人每月大米三十一斤。俗话说"半大小子，吃死老子"，三十一斤对我们这帮饭桌前如狼似虎的小伙子来说，实在是过于勉强。而学生食堂吃的是大锅饭，八人一桌共享四菜一汤，米饭则装在四五个大木桶里，任由各人拿碗排队自己盛。由于供应不足，吃饭慢的学生往往还没吃饱那木桶就都已被刮得粒米不剩。于是，他们不得不从家里带来大碗，以便排一次队就盛它个不必再来第二回。我的那只大搪瓷碗就是为适应这种需要买的。

然而这大碗多盛的招数也并非万全之策。我们的早餐本是八人八个馒头一盘咸菜，大木桶里的稀饭管饱。可是粮食定量后，那管饱的稀饭却是越来越稀。原因是午饭晚饭大米超了支，厨师们不得不在早餐的稀饭里打主意。谁料这以水充米的主意操作性虽好，却引来了一个可怕的恶性循环：你越稀，我越喝得多；我喝得越多，你又越稀。最后，稀得憨小子们盛到大大的一碗也嫌不够，还要赶紧大口大口将那滚烫的稀稀饭快快地喝下肚去，再去抢第二碗，被烫得口吸凉气脸冒热汗也在所不顾！当然，我也是这些憨小子中的一个。

就这样，三年的初中在校食宿，竟让我的饭量和吃饭速度飙到了一辈子都没遇上几个对手的地步。

因为这吃饭快，我还真闹过一个笑话。有一次我请一位朋友到家里吃饭，我不喝酒，端起饭碗就习惯成自然地猛吃起来，三下五除二就把一顿饭解决了，留下朋友一人自斟自酌。过了些日子，那位朋友悄悄对我说："你那天做的几道菜挺合我的胃口，我本想痛痛快快喝它几杯，没想到你早早就放下了碗筷，我也只好草草收场。"说得我一脸的不好意思。

更严重的是，大碗快吃还给我惹过大麻烦。一九八九年秋，我因胃病住了九天医院，医生告戒我："暴饮暴食，又不细嚼慢咽，是罹患胃病的重要诱因，以后一定要养成良好的饮食习惯！"我感谢医生的嘱咐，但感慨万千。

黄陂锅巴粥

　　如果有人问我最喜欢吃的东西是什么，我会毫不犹豫地告诉他，不是山珍海味，不是大鱼大肉，也不是奇瓜异果，是我老家黄陂的锅巴粥。因为在我吃过的所有美食中，只有黄陂锅巴粥才能让我品尝到那种虽出自寻常农家却是任何高级餐馆都复制不了的特殊美味，并让我心中荡起一波温馨的乡情。

　　黄陂锅巴粥是在常见的乡间土灶上用大铁锅熬出来的，做起来并不难。第一步，把大米和超量的清水一起放进大铁锅里煮，煮到大米六七成熟时将大部份米汤盛出来备用。第二步，将锅里剩下的米和米汤焖成熟饭，直至锅底结出金黄金黄的锅巴。第三步，盛出白白的米饭作主食，只留下那层金黄的锅巴。第四步，将备用的米汤倒入锅里，加大火把锅巴熬成粥。这样熬出的锅巴粥带有一种十分奇异的锅巴清香，稍稍有点粘度的白色米汤又极是爽口润喉，不需佐以任何菜食就能喝下几碗。我从未听说有人不喜欢它。孩子成群的人家，还常因锅巴粥早早就被抢完了而吵得大哭小叫。

　　锅巴粥之于我，又比别人有所不同。我小时候体弱爱得病，一病就什么也不想吃，可是一见了锅巴粥就胃口大开，能吃到饱。我母亲见我对锅巴粥这么感兴趣，我一病就赶紧做给我吃。这粥当然顶不了药用，但至少能保证我不至饿得断绝了营养。可以说，我那幼小而脆弱的生命能得以保全，黄陂锅巴粥功不可没。只是至今我也弄不明白，为什么一种仅用清水和大米这两种再简单不过的材料做出来的食物，竟能好吃到连病态的肠胃都难以拒绝。

遗憾的是，打从我离开老家，走南闯北，浪迹天涯，黄陂锅巴粥这种地方特色极强的吃食就无处可寻，只能在梦里品尝了。

阔别三十余年之后，我于1985年重返故里。我亲伯父的女儿杏梅姐姐高兴万分，忙不迭地为我宰鸡烹鱼，我再三表示感谢。姐姐故作神秘地说："你先别谢这，还有你最爱吃的在后头！"原来她到做米饭时专门为我熬了一锅锅巴粥。我喜出望外，一把抓住姐姐的手说："到底是我姐姐，这么多年了，还没忘记我小时候的爱好！"姐姐噙着泪花笑着说："怎么能忘记，爷爷在世时偏心你这个孙子，总嘱咐我好好照顾你。记着以后常回家看看，我回回做锅巴粥给你吃。"说得我好感动。

移居美国不久，几乎一辈子没下过厨房的我开始学做饭。其间，我也曾试图自己做黄陂锅巴粥，可是无论怎么花样翻新，先进的的电饭煲和奇妙的电磁炉都出不了土灶里草把子烧出的效果，做成的锅巴粥总没个正经味道，令我一次次失望。

几年前我回国探亲时又去黄陂老家转了转。老姐姐已病逝多年。我走进她已无人居住的破旧老屋，站在那已趋颓塌的土灶前，想着她那年满心欢喜地为我熬锅巴粥，告诉我爷爷生前的一些旧事，我禁不住潸然泪下。

少年不知愁滋味

1954年的夏秋之交，中国长江中下游地区的天气反常，梅雨来的早，下得猛，去得晚，一连数十日的绵延不断，把沿江几个省的大片地区都下成了水乡泽国，到处都出现了百年难遇的严重灾情。受威胁最严重的是素有九省通衢之称的武汉三镇，洪水水位远远超过历史最高记录，而且是从四面八方向市区进逼，整个城市就靠三百多公里的江堤围护着。从万米高空往下看，三镇中地势最为险要的汉口就像一只漂荡在汪洋中的木盆，随时都有灭顶的危险。

洪水水位高过市内街道的那段时期，所有的通江下水道都被严严堵死，以防江水倒灌进来。市内的废水则用多台大型水泵日以继夜地往堤外排。来不及排的，便形成了多处积水。我家租住的二层楼房就正好处于江岸火车站附近的一大片积水之中。所幸的是水深只在一尺左右，我母亲在楼下的厨房里搭起厚厚的木板做饭，总算还维持着正常的一日三餐。只是菜食供应极度困难，吃得相当简单。

我那年在武汉四中念初一，还带着不少小男孩的稚气，根本不把让成年人日夜提心吊胆的洪水险情当回事，整个暑假就穿着背心短裤，蹦着脏兮兮的积水玩耍。或在水里滚铁环，寻找旱地上难得的乐趣；或者坐在竹床上跟小朋友下象棋，为一步悔棋争得口吐唾沫星子。不到母亲做好饭叫我，我是顾不得回家的。

说来有趣。当时我左脚板外侧正长着一个很大的鸡眼，稍一不慎碰了它，就又疼又流血，恼火得很。不想在积水里泡了一个暑假后，那鸡眼逐渐绽开得像盘小向日葵，用手指一抠，那些葵瓜子般的细芽就一根根不痛不痒地都脱落下来，最后只剩下一个带有坑坑点点的凹痕。恼人的鸡眼竟被一片浊水给泡没了！

这段时间里，我还到一个叫李天汉的同学家玩了两天。他家附近有一个更大的积水区，水比较深，很多房子都淹到了门楣，早已人去楼空。让我们感兴趣的是，水里还漂着两块崭新的棺材盖子。两人一商量，找来几根木条和铁钉，把两块棺盖并排钉在一起，再爬上去，撑着一根竹竿乐悠悠地四处串游。可是没想到棺材盖没钉牢，十几分钟后就散开了，弄得我们狼狈不堪。我倒还好，瘦小，晃荡了一下，脚下的那块棺材盖又把我托了起来；可是李天汉高我半头，长得又壮实，一块棺材盖载他不动，他一下子就落入了水中。得亏那儿水深只及他的大腿根，他用脚左寻右探捞起一块石头，重新把两块棺材盖牢牢钉在一起，才好不容易脱了险，浑身落汤鸡似的嘻嘻哈哈笑回了家。李天汉的爸爸有些文墨，吃饭时禁不住笑道："你们这才是少年不知愁滋味，且将棺盖作轻舟！"

积水泡没了我的鸡眼，却给李天汉带来了麻烦。洪灾过后，学校组织了一次全体师生的健康大检查，他被确认染上了血吸虫病，即俗称的大肚子病。传播这种病的媒介正是长江一带水里的钉螺。学校把他送到政府专设的医院进行集中治疗，历时三个月才痊愈返校，人却瘦了一大圈。

盛夏忆"火炉"

　　武汉市滨水而立，又靠近一马平川的江汉平原，可是每年盛夏都又热又闷，让人苦不堪言，与南京和重庆并称为长江上的三大"火炉"。我从1950年开始在武汉念小学直至高中毕业，共九度春秋，印象最深的也正是它被喻为火炉的名符其实。

　　或言冷热，气温是硬指标。武汉入夏后热到摄氏三十多度是常事。天气太热，容易引起中暑，政府便规定：天气预报气温超过摄氏35度时，午休可延至三点再上班；若超过摄氏四十度，整个下午就可不工作了。气象由天不由人，预报难免失准。有时烈日炎炎似火烧，又纹风不动，人们待在哪里都会汗流浃背，可是广播里还是说不到四十度，屡屡惹得急脾气们出言不逊，怒斥气象台缺德。

　　上世纪五十年代，塑料拖鞋面世，时髦且便宜。但是在武汉夏天的大中午，穿它是上不了街的，水泥路面的高温能将鞋底烙软，把脚烫红。所以，武汉人夏天还是只能穿耐温隔热的旧式拖鞋。那种拖鞋制作十分简单，在鞋底状的木板上钉上一道帆布横梁即成。到处堆着卖。不过这也并非万全之策。有回，我满不在乎地趿着一双木板拖鞋过马路，不料那路面的沥青已被骄阳烤融，一脚下去，鞋板竟陷入沥青拔不出来。我赶紧后退，两脚又踩到人行道的水泥板上，顿时烫出两个燎泡，惨呆了！

白天里热得人心烦，余热蒸腾的夜晚也让屋窄房浅的市井小民难以安神。那年头，普通家庭连把电扇都买不起，更别说其他什么先进消暑设备。于是，一待日落，人们就忙着在门口洒水散热，不到天黑，一家家又把竹床搬到屋外准备过夜。尽管如此，那热哄哄的气团好像总也流散不尽，午夜十二点之前大人们是很难酣然入梦的，非得到转钟一两点，困倦至极的人们才一一躺了下来。此时，大街小巷睡的全是人，且男女老少长幼尊卑全无避讳。地方民俗管这叫"暑天无君子"。说来有人不信，我在武汉待了九年，从未发现有"邻家女昨夜遭非礼"之类的传闻飞短流长。应该说，作为九省同衢的大武汉，那时的民风还是满淳朴的。

除了露宿街头，武汉人还有另一个对付热夜的办法——睡晒台。晒台，是楼房顶上晾晒衣物的附属结构，很像是将一张巨型木桌扣在屋脊上，再在桌面周围加上护栏。在晒台上睡觉，凉得快，没蚊虫，毕竟也睡得安心一些，所以建晒台之风曾盛极一时。白天登台四望，高高低低的晒台一直延至天际，是一道很奇妙的风景。

来美国后，定居在四季如春的湾区中半岛。每到夏天，清凉之余常会忆起昔日的"火炉"而心生感慨。打电话给武汉的亲友探问天气状况，都说："没以前那么热了，回来住几天吧！"我估摸，不是"火炉"降了温，是家家都用上了空调，不再受燠热的煎熬。

井下历险

上个世纪六七十年代，我在山西大同矿务局从事教学工作。那正是强调教学与生产劳动相结合的热潮时期，我每年总得带学生到矿井下去进行几次采煤锻炼。

采煤的前沿作业区叫掌子面，天和地都是岩石，中间夹着约三米厚的煤层。开采之前，先由支柱工将一排排粗壮的松木柱子顶天立地地支撑在上下岩层之间，再在三十来米宽的煤层立面上均匀地打炮眼，装炸药，将两米来深的煤体炸开，然后以人工将炸散的煤块铲到预先设置的金属传送槽里，一程接一程地运出矿井。我和学生都没有支柱与爆破的技能，每次下井都是按着老工人的指点往传送槽里铲煤。

井下采煤是相当危险的工作。常受瓦斯爆炸和顶板散落（俗称落顶）的威胁。随着防爆技术的提高，大型煤矿瓦斯爆炸的风险到六七十年代已不很高，但是落顶的不测还是时有发生，而且极易造成人员伤亡。当时年产原煤三千万吨的大同矿务局每年因工死亡者约140人左右，绝大部分为落顶所致。而我就鬼使神差般地经历过一次落顶的恶梦。

那是一个准备为国庆献礼的高产日，我带着三十多号学生去井下补充人手。进入掌子面不久，我嫌卡在安全帽上的矿灯太沉，就学着有些矿工的做法，把它取下来，将它与腰间蓄电池相联的电缆绕在脖子上，任它坠在胸前来回摆动，反正灯光很强，怎么摆眼前都很亮，并不影响干活。我弯着腰铲了约半小时的煤，发现那矿灯越摆颈部越不舒服，便又直起腰来，打算作些调整，不料就在我的腰刚刚伸直的一刹那，一块三十多斤的残煤从顶板脱落，正正地砸在了我的安全帽上。得亏安全帽是通过一个稀稀拉拉的尼龙缓冲网扣在我头上的，树脂帽壳并不直接压着头皮，那缓冲网在煤块的猛击之下断了好几处，整个帽子沉下来，把我的眼睛全罩住了，我却毫发无伤。可是在我近旁铲煤的一个学生眼都吓傻了，愣了好一阵，见我安然无恙才大声说："邓老师，您要是晚一秒钟直起腰来，那煤块就肯定砸在您的脊梁骨上了，即使要不了命也至少是个高位截瘫，您这辈子就别想离开轮椅了！"听了学生的惊叹，我这才开始了心惊胆战的后怕。

两个多月前回国探亲，秋高气爽，孩子们也正值长假，我乘兴到阔别了整三十年的大同矿务局探望了一回旧日的同事和学生。分别得太久了，欢聚时大家忆往事，叙别情，气氛热烈而又欢快。当年目睹我历险的那个学生十分感慨地对我说："邓老师，您是一点不假的大难不死有后福，那年神奇的一秒之差，不仅让您躲过了伤残之灾，还让您有机会到美国安度晚年。好让人羡慕！"我笑着说道："我也知足。不过应该感谢主，这是他的安排。"我的话一完，满座都笑了。我知道，他们未必全都有与我相同的信仰，但是看得出来，他们是真的在为我的幸运高兴。

苦命的妹妹

我有个妹妹，名叫姣娥，是个曾遭遇过几次大不幸的苦命人。

姣娥跟我既不同父也不同母，她是我出生不久后我的小妈从垃圾堆里捡回家的。一个刚刚降生的无辜生命，还没有感受到一点点人世间的温暖就被自己的父母遗弃了，这便是她人生悲剧的第一幕。幸亏她的小脑瓜当时还完全意识不到什么是人情冷暖世态炎凉，否则，她会哭死在那件裹着她的破棉袄里。

她绝处逢生来到我们家，可谓是不幸中的大幸。而且我父亲一直在轮船上工作，属于那个时期的高薪员工，所以她的童年也还算幸福。可是这个略带几分憨厚女孩子不知是不是投错了娘胎注定了她这辈子命途多舛，非得跨过几个凶险的大坎不可。就在她考入大学进行专业学习时，另一场厄运又悄悄向她袭来。

她读的是华中农业学院。大约是大三前后，她跟同班同学萧友三情投意合，坠入了爱河。萧友三来自农村，读书勤奋，为人朴实。当时他已发现自己的左脚有些脉管炎的征兆，不时地有点疼，脚趾颜色也不大正常，只是还不怎么影响走动，便没拿它当回事。没料到毕业工作结婚这几件大事刚理顺没多久，那说是慢性病的脉管炎竟快速恶化蔓延到了腿部。面对着一天比一天难看的腿部皮肤，两人翻阅了一大堆有关资料，知道问题严重了，赶紧入院治疗。可是太迟了，医生告诉他们，为了遏阻病情的扩散，必须把整个左腿拿掉，否则性命难保。结婚才一年多的小两口不敢再做任何延误，流着热泪接受了这个足以让两人痛苦终生的残酷现实。

萧友三是个十分敬业的科技人员，虽然失去了整整一条腿，他献身农业的人生志向，踏实认真的工作作风，都没有丝毫的减退。重新上班后，他更是全身心地投入到了新技术新品种的推广之中。他的身影，除了家里，就只能在他的办公室、县农科站的实验室，或是田间地头见到。由于多年的辛勤耕耘和在农业革新方面取得的突出成绩，在他工作的公安县，他的身残志坚默默奉献成了农业战线的一根标杆。可是病魔还是没有饶过这个一直由双拐支撑着的硬汉子，七十年代中，他旧病复发，攻入心脏，终于夺去了他才四十多岁的生命。

萧友三的英年早逝是对姣娥最沉重的打击，事业上她失去了一位最得力的搀扶者，家庭里她失去了那根最得力的顶梁柱，生活中她失去了多年相濡以沫的亲密伴侣。我得到萧友三去世的噩耗从大同赶到公安时，她正沉浸在巨大的悲痛之中，含着泪花告诉我："两个女儿太可怜，早早就没了父亲，我不管多苦也要将她们拉扯成人，算是对友三的告慰。"后来的事实证明，她是个顽强的母亲，几年的含辛茹苦之后，两个孩子先后成家立业，都过得很美满。

好在我这个妹妹还算乐观，生命中的几番挫折都没击倒她，已近八十的人了，仍活得蛮有劲头，还对我在异国他乡的情况十分关心。我遥祝她健康长寿。

近亲结婚的苦果

我有一个伯父两个姑姑。伯父因患肺痨结婚不久就早逝了。两位姑姑也都在我尚未出世时就嫁到了外村。

我没有见过我的伯父。我推想，他一定比我父亲年长很多，因为在我童年的印象中，孀居的伯母老得跟我母亲不像妯娌，倒像婆媳。

伯父辞世时，膝下留有一个女儿，名唤杏梅，我管她叫杏梅姐。杏梅姐长到谈婚论嫁的年龄时，伯母为了延续我伯父这一门的香火，在本家叔伯兄妹的撮合之下，把我大姑姑的儿子水庭招回家来做了倒插门女婿。这在当时看来，是一件亲上加亲的大喜事，不但伯母的一颗孤苦的心安了下来，亲朋好友们也无不为之欢庆。

让人喜出望外的是，水庭哥与杏梅姐完婚后，不到三年便生下两个儿子。这意味着延续香火有了双保险，伯母的高兴就更是成天挂在眉梢。为了这一大喜，我父亲不久带着他在轮船上挣的钱回乡盖房子时，还特意为我伯母家也盖了相同的一套。

不幸的是，水庭哥和杏梅姐是亲缘关系极为密切的姑表兄妹，他们的结合犯了人类繁衍中的一个大忌，所以我的这两个侄子身心都不很健全，以致他们的生命之花始终没展现出应有的灿烂。

大侄子名欢喜，长得倒是五大三粗，但是智商不怎么高。小时候跟我一起念私塾，一段课文念多少遍也背不下来；照着引本描写毛笔字也描得歪歪扭扭，不但在学堂常被先生用板子打手心，回到家里父亲还要打屁股。十几岁时，父母见他实在不是读书的料，把他送到汉口的一个建筑工地当小工和泥搬砖，不抱大的期许，只望有口饭吃。熬了二十多年，总算娶了个同是来自乡下的文盲媳妇，也学会了看土建施工图，当上了一名等级很低的施工员。可是他酗酒无节制，每餐必喝，一喝就超过半斤，终于在五十岁刚出头时就把自己灌得永远醒不过来了。

小侄子叫富喜，智力无大碍，可是长到三四岁时，就逐渐显现出鸡胸驼背来，体格远不如他哥哥壮实。后来他通过自学成了一个乡间木匠，农闲时揽点活干，那也只够糊口而已，难得有点余钱剩米，更别说娶妻成家。一九八五年我第一次回到阔别了三十多年的老家时，他父亲已去世，单身的他与母亲相依为命。五年前我回国探亲再次重返故里，他母亲也去世了，灶冷床塌的家也人去室空。本家四哥告诉我："富喜贫病无靠，被乡政府办的养老院接收去了。条件虽不很好，但比他孤苦伶仃地守着破屋度日强得多！"

可怜的杏梅姐一生劳碌，总在为她的两个有生理缺陷的儿子发愁，至死都是带着一颗破碎的心走的。我不知道当她看这人世最后一眼时，是否已意识到她和孩子们的悲剧根源何在。

糊涂一时酿苦酒

在我的几个没出五服的堂兄弟中，季生大哥是最有出息的一位。新中国成立不久，二十刚刚出头的他带着两年私塾的文化水平，只身跑到黄石市的一个很不起眼的砖瓦厂当烧窑工，凭着踏实苦干锐意进取，只花了三年多的时间就当上了该厂的厂长。此后，继续奋力打拼，在领导岗位上逐步攀升，到退休时已是黄石市自来水公司的总经理。

季生大哥进入社会不几年就展示出了独当一面的工作能力，应该跟他成长过程中受到过很不一般的历练有关。

有两件事让我很难忘记。一件是，我们村周围方圆几十里范围内的七八个村庄，每年正月十五这天都要到一座很大的公共庙堂烧香敬拜各路菩萨，叫做"上庙"。敬拜事毕，有几个村子往往会进行舞狮耍龙灯之类的表演。我们村以尚武精神威震四方，武术表演就成了其中最吸睛的亮点，而身手不凡的季生大哥则连续几年都是这项表演的魁首。他的长拳打得流畅刚劲虎虎生风，挥动起三节棍来更是只见一道道闪光在周身飞动，真有刀枪莫入之势，总能引来一阵阵喝彩。才十六七岁的他，便因此而名扬乡里。另一件是，离我们村约十五公里的的木兰山是闻名遐迩的修行圣地，佛道两教长期在此共处，每年都有难以数计的善男信女前往一表虔诚。有年县里组织了一个上百人的朝拜团集体"朝山进香"，季生大哥那年正好二十岁，也随团上山求神赐福，历时三天。这在村里是件从未有过的大事，回来后，他不仅清清楚楚地向大家讲述了朝拜的全过程，还买回一大堆平日难得的纪念品和玩具，把近邻的上上下下打点得皆大欢喜，给人们留下了年轻轻就很练达的好印象。这些活动，对一个生活环境相当闭塞的小青年来说，无疑是接触社会开阔胸襟的绝好机会。

季生大哥在事业上顺风顺水，光耀了门庭，也让村里的人不胜羡慕。可也真的是"人无完人"，那么有头脑会处事的他，居然一时糊涂在婚姻问题上错走了让他遗恨终身的一步。那是他当上了烧窑工的第二年，父母急于抱孙子，托媒人去一位口碑很好的姑娘家替儿子提亲。那姑娘住在七八里外的一个小村子里，家境不太好，长得却是俊俏非常，连媒人自己都有点担心季生大哥配不上，所以奔走并不怎么积极。可是对姑娘的美貌早有所闻的季生大哥怎么也舍弃不了对这桩美好姻缘的追求，竟同意了家里人想出的一个歪主意，让本家一个长得挺帅的堂弟代替他去相亲。这瞒天过海的一招倒也奏效，相亲一举成功。然而这一成功给季生大哥带来的不是幸福而是说不出的悲哀。洞房花烛夜里，新娘发现新郎并不是她当日相中的白马王子，知道自己受骗了，一下子就哭成了泪人儿，怎么劝都劝不住。尽管这门亲事后来还是勉强继续下去了，自知理亏的季生大哥也用了他一生的爱来呵护美丽的妻子，妻子却因受刺激太大，新婚之后就一直郁郁寡欢，再也没有婚前那灿若鲜花的笑容。夫妻两人实际上一直都生活在那个芳心破碎之夜留下的阴影之中。

季生大哥六十五岁退休不久就离开了人世。知情的人都说，他是被那挥之不去的自责压垮的。

命途多舛的高中语文老师

一九五六年秋，我进入武汉二男中念高中。翁柏年老师教我们语文，还兼当我们的班主任。

翁老师那时约莫二十八九岁，好像还没结婚，但是显得十分沉稳干练。他接手我们班的工作后，先着重在同学中营造一种团队氛围，待同学都互相熟悉后再把班委会组建起来，对各委员进行明确分工，并安排正副班长每周去他那里作一次工作汇报。没多久，班里的教学活动、文体活动和各种小组活动就井然有序地开展起来，一步步显得那么有章法，让我们这帮毛头小子感到自己骤然成熟了一大截子。

翁老师教语文有一个很突出的特点，十分强调文章的基本结构。他告诉我们，无论什么文章，都离不了起承转合四个主要部份，四者齐备，大体上就能说清一个主题了，至于说得深不深刻，精不精彩，就得看作者选材布局和遣词造句的能力。正如一栋房子，有了地基墙壁门窗和房顶这必不可少的四大要素就能住人了，房子看上去漂不漂亮，住起来舒不舒适，就跟建筑材料好不好，设计合不合理，施工水平高不高有关了。翁老师的这套理论我记忆犹新，至今还对我起着指导作用。

我这辈子喜欢文学，也与翁老师对我的两次鼓励分不开。一次是我写了一篇杂感，对同学们下早自习课后一窝蜂跑到操场一角的小摊上抢购烧饼的乱象作了一番描述与议论。翁老师觉得我那篇文章简洁生动，针砭有力，便作为范文在课堂上宣读。这是一种很难得的肯定，我简直受宠若惊。另一次是翁老师给我们讲古文《狱中杂记》时，让我站起来朗读课文中的一段。我那时哪里知道何为古文朗读，只好操起还不很顺溜的普通话，强压紧张一字一板地慢慢念，见了标点就稍作停顿。念完了，心里直嘀咕："这回算是丢人现眼到家了！"没想到翁老师夸我吐字清晰，顿挫得当，有一定的感染力，给了我满分。因朗读而得满分，这在班里是破天荒头一遭，我脸上不敢笑，心里喜呆了。翁老师这两次让我露了脸，也让我看到了自己在文学方面的某些潜质。自此，我对文学的兴趣便潜滋暗长了。

　　非常不幸，翁老师命途多舛。在1957年那场巨大的政治风暴中，原本很有进取心的他，突然一夜之间被铺天盖地的大字报拍倒在地，莫名其妙地被扣上了右派帽子，不久就被送到一个农场接受改造去了。临走那天，学校在大操场召开了一个全校师生大会，似乎是希望即将一起出发的几个右派分子彻底洗心革面，争取早日回到教师队伍。可是大会气氛怪怪的，似乎人人心头都笼罩着一团阴云。我们班的五十个同学，更是个个跟霜打了似的，蔫了。

　　十年前我第一次回国探亲，一位当年的老同学告诉我，文革后期翁老师回城当了搞建筑的小工，那可真是洗了心革了面，一副农民工模样，完全没了原有的儒雅之气。我特地跑回离别了四十多年的武汉二男中打探翁老师的下落，可是物是人非，竟连翁柏年这个名字都无人知晓。我怅然若失，呆望着旧日那个不堪回首的大操场，心绪久久难平。

黑板事件

　　1959年，我考上了陕西师大物理系。入学没多久，班里选干部，我还当上了生活班长。不过这次当选纯属幸运，当时同学之间还不十分熟悉，举手大都只是应付公事而已。然而始料未及，这凭着人家应付得来的幸运，竟在不久之后就给我带来了一次思想压力甚大的冲击。

　　事情发生在当年十一月份的中旬。一天早晨，同学们吃过早餐后陆续回到教室准备上数学课。我离开食堂较晚，进教室时离正式上课只有几分钟了。可是黑板上还工工整整地留着苏东坡的悼亡词《江城子·记梦》，词曰：

　　　　十年生死两茫茫，不思量，自难忘。千里孤坟，无处话凄凉。纵使相逢应不识，尘满面，鬓如霜。

　　　　夜来幽梦忽还乡，小轩窗，正梳妆。相顾无言，唯有泪千行。料得年年断肠处，明月夜，短松冈。

　　眼看马上就要响上课铃了，总不能让老师先清理黑板再开讲，作为生活班长的责任心催着我赶紧跑上讲台，三下五去二把黑板上的东坡词擦了个一干二净。却没想到当我转身回座位时，好些同学都以异样的眼光看着我，让我觉得怪怪的。不过上课在即，我未及细问。

可是中午休息时我又想起这怪怪的一幕，心中仍不那么释然，便找了个同宿舍的室友一探究竟。他压低了嗓门告诉我："在你进教室之前，团支书已发话，说今年是咱们国家建国十周年的大庆之年，黑板上却出现如此伤怀的文字，很不正常，谁写的就请谁上去把它擦掉。他这么一说，谁还敢引火烧身！后来你去擦了，大家当然会有些惊愕。"

室友说的那位团支书姓孙，来自江南的一个县城，念高中时就入了党，年轻轻的，抓思想斗争却老练得令人害怕。进校才两个多月，他今天搞一个墙报让同学们自我暴露活思想，明天动员大家书面对党组织表忠心，还动不动就以阶级观念来敲打一些家庭出身不太好的学生，弄得人人自危。我和室友谈到最后，都十分担心当天擦黑板的事又会让这位阶级斗争意识极强的共产党员使出什么新的招数来。

然而要发生的事总是会发生的，担心也挡不住。第二天就有同学告诉我，我们的孙书记认为这次黑板事件是一份绝好的反面教材，正好可以用来在全班开展一次深刻的思想教育。为了让这次思想教育进行得有依有据，他已开始找证据，证明那个敢在国家十年大庆之际发出"十年生死两茫茫"悲叹的人就在咱们班上。这位同学还特地嘱咐我："多加小心，你可是出头擦黑板的人！"

按说，我是可以十分坦然的，因为我既无"十年生死两茫茫"的心结，那首词也不是我写到黑板上去的。可是在当时的那种政治氛围下，如果事情的真相终于无法揭开，孙书记即使不便公开断言擦黑板者就是写黑板者，我在他的心目中也将永远是个对共产党怀有二心的异己分子。这类莫须有的罪名那年头实在是太多了，我还真有些惴惴不安。

孙书记果然是把搞政工的好手，他一方面自己加强了对我的言谈举止的关注，希望从中发现某种与黑板事件有关的蛛丝马迹；一方面又暗中安排几个平日积极靠拢党团组织的同学悄悄地跟我亲近，以便了解我的思想动向。几天之后他还亲自找我谈话，说他无意中在地上捡到了我的诗稿，并说那首诗带有些小资产阶级情调，要我注意纯洁自己的思想意识。他提到的那首诗确实是我写的，那是一首讽刺教我们《基础物理》课的女老师打扮过于花哨的打油诗，实为游戏之笔，他硬要扯出点小资情调来，大约是想一步步将话题往苏东坡的悼亡词上引导。对于他的这一系列举措，我多少有些心理准备，并不特别意外。可是其中有一步走得令我十分反感，他绝对是在偷偷翻我的课桌时，发现我的诗稿的，因为我一向看重自己的习作，不论好坏我都把它们稳稳妥妥地保存着，他不可能在地上捡到。他如此毫无顾忌地侵犯别人的隐私，谁还能安安稳稳地过念书！

　　这次黑板事件不光给我这个误擦了黑板的生活班长带来了莫大的烦恼，也让几个来自黑五类家庭的同学多日不敢与我接近。他们并不认为我真有什么不良的政治倾向，可是两个多月以来班里几乎没有间断过的思想整治把他们变成了惊弓之鸟，一听说又有什么事情能贴上阶级斗争的标签，就不由得言行谨慎起来！

　　所幸的是，这次事件引起的满教室不安没有持续太久，大约半个月后真相便水落石出了。原来，学校为提高部分非教学人员的文化水平，还办了几个职工业余补习班。其中有个中文补习班那个星期天晚上临时安排了一次补习课，一时找不到教室，我们班的教室又正好空无一人，他们就顺便用了一下。也许是走得匆忙，忘了把黑板擦干净，没想到第二天一早竟引起了我们班的过敏反应。

　　要说，这次事件也还没有引起什么了不得的风波，但是它深深地刻进了我的记忆中，因为它太具有当年抓阶级斗争一刻也不放松的时代特点，能让所有从这个年代走过来的人一提起它来就五味杂陈。

一篇论文的出台

1983年初，大同市教育局为全面推进教育改革，决定先出一期专辑，对当时教育战线存在的问题和努力方向进行一番探讨，为广大教育工作者的改革实践提供一定的理论依据。专辑所需论文由大同市各教育机关和学校撰写。

那几年我正在大同矿务局职工科技大学任教，业余也常东一榔头西一棒子地舞弄点文墨，学校就把上述论文的写作任务交给我。本来，写深度较大的学术论文我的底气并不很足，但是那时我还有点年轻气盛的劲头，很想利用这个机会锻炼一下自己，没怎么犹豫便把这个任务接受了下来，而且只用了十来天的时间即告写成。那篇文章将近一万字，题为《学校教育应注重智力开发》，中心内容是对学校沿袭已久的"满堂灌"，"死记硬背"，"题海战术"等旧教学模式进行批判，并提出一些有利于学生智力发展的具体措施。学校主要领导看后很是满意，很快就呈交给了市教育局。

写这样的论文，我自然是下了些功夫的，但是遵命交差的成分不少，所以我并没指望它会产生多大的影响。出乎意料之外，后来几经周折，它竟促成了我生命历程上的一次闪光，并让我走上了一个更高的学术舞台。

先是论文交到市里，半年多过去了，既没人告诉我用还是不用，更不见专辑的影子。后来听局里的人说，那次会后根本没人再提编专辑的事，我颇感失望，只好前去取回我的论文，并随即将它寄给了《山西教育》编辑部。

《山西教育》是山西省教育厅主持发行的一个月刊，曾发表过我的几篇教学心得之类的小文章。可是这次我把文稿寄给它，也实在是过于盲目，因为该杂志每期的总容量也就是几万字，是绝对不会录用我的论文的。然而事情的发展竟是如此的奇巧。《山西教育》的主编萧垠先生因曾审理过我先前的好些稿件而对我有所了解，这次明知我的论文太长也还是认真看了，而且觉得我论点明确，观念新颖，批判有力，是篇很有分量的好文章。而此时，他正受命筹备《山西省第二届教育年会》的召开，便满心高兴地把论文带过去，并从几百篇与会论文中挑出来，列为年会现场宣读论文。我很感谢萧垠先生的提携，他让我那篇曾被尘封很久又险些被扔进废纸篓的文字登上了山西省教育界的最高论坛。

我的幸运还不止于此。年会开幕的前一天下午，一位工作人员告诉我："开幕式开始由几位领导致辞，随后就是论文宣读。每人宣读不得超过15分钟。你被排在第四位，论文较长，需提前做点准备，把它压缩到三千字左右。"为了遵守会规，我当晚毫不犹豫地将自己的论文砍去了三分之二。只是这么一砍汤汤水水都没了，听起来不免枯燥，我深觉遗憾。没想到真轮到我上台宣读时，还是那位工作人员附耳对我说："你是上午的最后一个宣读者，可是还远不到吃午饭的时间，为了不让与会者散场后因久等吃饭而尴尬，领导让你全文宣读，甚至还可以做些临场发挥。"这个破例特许有如解除了捆绑，让我喜出望外，加之萧垠先生热情的支持和鼓舞，我那天在台上的状态极佳，不仅语音流畅，断句得体，还在整个过程中展示了一种自信与从容，宣读结束时竟赢得了爆棚式的热烈掌声。当我经过主席团的坐席往台下走时，更有一位白发苍苍的老者伸出胳膊将我拦住，很激动地对我说："好，好，写论文就是要这样，想人之未曾想，言人之不敢言。咱们找个时间聊一聊。"真的是让我受宠若惊。

《学校教育应注重智力开发》一文的出台，为我提供了一个展示教育理论研究能力的机会，也让省教育学会的几位主要负责人因之而对我给予了厚望。这届年会结束时，我成为山西省教育学会的正式成员，并被增补为山西省教育学研究会理事。

进入省教育学会，对于任何一位教育工作者来说都是值得庆幸的事，我自然很高兴。不过年会之后，我脑子里翻腾得最多的还是我关于自己那篇论文的出台过程所做的种种设想，比如，如果学校不是把写它的任务交给我，我没有去市里把它要回，我不是无意中赶在省教育年会之前将它寄给了《山西教育》杂志，萧垠先生去筹备这届年会之前没发现它，我上台宣读它时也按规定只有短短的十五分钟……而且我还不无后怕地推断，只要这些设想中的任何一种成了事实，我的人生履历表就会平淡许多。由是，我的高兴受到了不少自我抑制，因为我知道，很多人都在自己的事业中奋力攀登，也并不缺乏才华，但大多数都因没像我那样一步一步都碰得那么巧而未露头角。通过这件事，我真的相信，成功，需要能力，也少不得机遇。

书生之误

　　我这一辈子，从学校到学校，当了学生再当老师，极少跟外界打交道，所以书生气十足。最突出的表现是，完全没意识到在我生活和工作的那个大环境中，能力未必能决定一个人的命运，善于人际周旋却是不可或缺的生存之道。为此，我还曾付出高昂的代价。

　　那是1985年，我未办任何行政手续就借人才交流之机，跑到长江岸边的一个小城市求发展。当时，国内刚恢复职称评定不久，像我这类四十来岁的讲师还显得相当珍稀，所以该市人事部门看过我的证件和几篇曾发表在专业杂志上的论文后，喜出望外，连忙帮我开了几封推荐信到市属的几个主要的教学单位。我当然也信心满满地东跑西颠，不到三天就把推荐信用光了。所有接待我的主要领导都异口同声地表示："你确实是我们需要的人才，我们研究研究吧！"可是研究了好久，却是谁家都没有下文。我走投无路，又不愿意吃回头草，只好投奔到一家规模很大的民营企业，为他们筹办内部大学。

　　有一天，儿子打算去北京打工，要我在市里替他办一个《外出打工证》。我属下的教务长知道后，立即带我到市劳动局找他的朋友帮忙。那位朋友倒是很痛快，说了声手续费三十块，就三下五除二地帮我办好了。我当时没有零钱，给了他一张五十块的大票子。他左手抖开票子，再用右手中指弹了一下，就很随意地将它扔进了自己的抽屉，并跟我们闲聊起来。回家路上，我问教务长，办事人为什么不给我找余款。问第一遍，他假装没听见。问第二遍，他苦笑了："我的邓校长哟，您真是书读多了糊了心。您一不拿户口二不带身份证，人家二话不说就帮您把事办了，您就不意思意思？"我一脸愕然，竟不知说什么是好。他大概是觉得我似有所悟，赶紧趁机把一直藏在心头的体己话全倒了出来："我早就替您想清楚了，您这几年一直回不了国营单位，正是因为你您把社会想得太单纯。您去找人家，人家一说要研究研究您就信以为真，傻等，其实他们的意思是要你的'烟酒'，你不破点财，那就只能'延久'了。您说是不是这么回事？"几句话说得我哭笑不得，只能暗自感叹年轻人脑子就是灵光，跟得上潮流。

更让我开窍的是，我来美国后，一位精于世故的四川朋友跟我的一次闲聊。我自嘲当年想回归国企而不知拿钱当敲门砖的迂腐。他抿嘴笑了笑说："你这人太实在，很可能花了钱也回不去。"我大惑不解。他便问我准备拿出多少钱来？我说大约五百块吧。他两手一拍，说："关键就在这里！不错，那年头人们送礼的通例也就是五百块左右，但是你必须送一千。要知道，求他们的人太多了，人人送五百，他一个也记不住；你比别人多送一倍，那个冲击力就不同一般了，给他留下的印象会深得多，你成功的希望自然也就大多了。我曾给好几个想争得上司重用的年轻人面授过这一招，我不瞎说，几乎屡试不爽！"

朋友的一席谈让我顿开茅塞。我正欲夸他处事老辣，他赶紧补上一句："这学问在美国派不上用场，还可能导致犯法，你就别费心钻研了！"

两个不幸的学生

我当了一辈子教书匠，接触的学生无数，但大都已逐渐淡忘。倒是两个我并没有直接教过的男生，先与我有一段特殊的关系，后又各遭不幸，让我至今回忆起来都感慨万千，不胜唏嘘！他俩一个叫李强，一个叫罗润德。

那是中国十年浩劫刚刚开始的1966年，作为应届初中毕业生的李强和罗润德没有离开学校，而是在政治大潮的裹挟之下，很快变成了风光一时的红卫兵，一同留在学校里停课闹革命。不同的是李强思想比较激进，参加了人数不多但很有锐气的"红五星战斗队"；罗润德趋于保守，走进了人数虽多却对形势略带观望态度的"八二三兵团"，而且随着大潮的激荡奔涌，这两个群众团体的对立越来越尖锐，时有要动武的架势。

我就是在这种形势下熟识罗润德的。当时，我也是"八二三兵团"的一员，而且是有点分量的人物。罗润德作为我的学生和同团战友，很担心万一两派发生武斗会伤及我，经常留意探听对方的动向，或是跟在我身边为我壮点声威。两人关系之亲密，超乎一般。

跟李强的交集，始于以"红五星战斗队"为核心的造反派夺了学校的领导权以后。掌了权的临时领导小组三天两头把全校教职工召集起来，或传达新的最高指示，或学习中央文件，会场的主持人就是还有点口才的李强。可是这孩子毕竟还太青涩，面对满屋的上百位师长，总难掩一脸唯我革命的傲气，让大家十分憋屈，我也不大舒服，但对他的初生牛犊不怕虎，谈吐不凡，我还是满欣赏的。

非常不幸，三年之后，李强和罗润德都遭遇了无妄之灾。

先是罗润德，下井当了个采煤工，第二年就结了婚。可没想到婚假满后第一次下井就被割煤机的巨大轮盘绊倒，并被割去了整条右腿，成了终身残废。煤矿系统有规定，井下工人因公致残，配偶不得以任何理由提出离婚。小两口这一生该要承受多大的痛苦！

此后不久的一天，在另一个煤矿当井下爆破工的李强正在往钻好深孔的煤层里装填炸药时，本该通过起爆器通电才会爆炸的炸药不知怎么就自动炸开了，挟着雷霆之力的碎煤块一闪之间就把他的面部和胸部击成了蜂窝，夺走了他的生命。可怜的母亲趴在儿子的尸体上呼天抢地地痛哭，几度昏死过去。

李强的不幸令我十分悲痛。1966年，他还不到十五岁，根本不知道阶级斗争为何物，他跟我一样，是糊里糊涂被卷进那场浩劫的。可是他毕竟在那种极为恶劣的环境中展示出了自己的潜质，假若社会条件允许他一步步完成正常的学业，我相信他后来是会很有些所作为的。

同是天涯沦落人

2003年仲春的一天晚上，我按时上床睡觉。通常，我是躺下不久就能安然入梦的，可是这个晚上我的心久久静不下来，老想给我在国内工作时的老板张院长打个越洋电话聊一聊。而且我终于穿上衣服下了床，走到了电话桌前。

电话打通了几次，但无人接听。我又找院里的老会计探问。老会计沉痛地告诉我："邓校长哦你迟了一步，院长今天早晨走了！"听到这噩耗，我又悲伤又惊异：为什么我偏偏在这个时候那么急于跟他通话！跟周围的朋友谈起这事，朋友们全都疑惑道：莫非真有心灵感应？

心灵感应仅是一种猜想，未必科学。不过我与张院长走到一起，却真是有一份特别的机缘。

那是1985年的夏天，我利用人才交流的热潮私自从山西大同跑到湖北鄂州谋发展，因为没有办合法的调动手续怎么也进不了国营企业，只得投奔到张院长的民营水泥生产设计院。此时，该院因大胆采用了先进的市场管理而发展之势如日东升，可惜人才奇缺，后劲不足。那天，张院长接见我，得知我是一名讲师时喜出望外，马上让我帮他建一所大学。当我再告诉他我是个因为擅离国企岗位而受过处分的人时，他坦然大笑地说："我因走出国营水泥厂搞民营设计院曾被原单位开除了两次，你我同是天涯沦落人，互相扶持吧，不会没饭吃的！"

我在水泥生产设计院办的学校属大专一级，为解燃眉之急，开设了工民建、机电、财会和水泥生产等很实用的专业。十年间，培养的学生近三百人，百分之九十都成了院里的技术骨干。

与此同时，这个院的实力日益壮大，业务范围迅速扩展，到1987年，因同时承包了外省两座水泥厂的设计和建设，成了湖北省民营企业的一杆大旗。张院长则因为经营有方业绩斐然被推举为全国政协委员，而且连任了四届。

作为改革大潮中的风云人物，张院长名震荆楚，风光无限，可是他也有难言的苦衷。有一次我们俩对酌小饮，他十分伤感地对我说："办了个企业，火了一把，可是耽误了子女，也怠慢了老婆。三个孩子没一个读上大学的。老婆气得骂我只顾在外面争荣誉，不管她们娘儿四个的死活……你的女儿留学美国，儿子读北航，多省心！"

2000年，我因为要帮女儿看孩子，提前从水泥设计院退休移居到了美国，此后就再也没见过张院长了。不料没几年，他刚届花甲便因直肠癌驾鹤西去了。我很清楚，他是累死的。在我与他共事的十来年间，他一上班就往办公桌前一坐，开始他的运筹与谋划，直到下班才起身回家，中间极少离开他那张绑了几处麻绳的藤椅。为了事业，他过早地透支了自己的生命。

办事认真的江老师

江老师是我在大同矿务局一中工作时的同事，比我大几岁，他教语文，我教物理，常打照面，交往不少。他有个突出的特点，办事认真。这特点不仅让我感叹，还对我产生过十分积极的影响。我当了一辈子的教书匠，不论在中学还是在大学，讲过多少次的课都必须重新作准备，绝不拿旧教案敷衍塞责，就是被江老师潜移默化的结果。

我第一次对江老师的办事认真深有感触，是在那个史无前例的1966年。那年夏天，师生们对刚开始不久的文化大革命都还没有十分明确的认识，看法分歧很大，持不同观点的群团之间情绪对立十分尖锐。有天晚上，一百多号师生聚在学校会议室里进行关于造反与保皇的大辩论。江老师在发言中不但分条析理地侃侃而谈，还不时将手中的《光明日报》展开，说自己的论据就在该报哪一版某篇文章的第几段第几行里，然后抑扬顿挫地将文章中的那段话念出来。他那次发言，像这样念论据至少不下三次。我记得，辩论会后人们并没对他的发言内容多作议论，倒是对他准备这次发言时的认真态度大加赞扬。

江老师这种办事认真的态度，自然不会只限于跟人辩论，工作中，生活上，他都一以贯之 ，所以在学校里他是学生都很爱戴的老师，在家里他是妻儿们都很信赖的主心骨。可是极度的认真也给他带来了极大的麻烦。就在1996年的十一月中旬，大串联的狂潮席卷全国，他按学校的嘱托带着三十来个学生到北京等待伟大领袖的检阅。哪想到没见过世面的学生一下火车就被雄伟壮丽的伟大首都迷住了，一安排好住宿处就擅自三五成群地跑到街上东游西串看新奇，而且流连忘返。到了晚上九点来钟，责任在身的江老师发现还有几个学生没有归来，心急如焚，先布置了十来个学生在住处附近守候，然后带上两个壮实一点的学生到较远的地方寻找。偌大的北京，当时人口已近千万，想从中找到几个迷途的学生无异于大海捞针。可是办事认真的江老师还是抱着一线希望带着两个学生四处搜寻，直到将近黎明才因实在是筋疲力尽返回了住地。所幸的是，那几个迷途的学生早在师生三人出去找他们不久就已在当地人的帮助下归了队，总算让江老师紧绷的心弦松弛了下来。然而这一夜的焦急与奔波严重损伤了江老师本就不那么强健的身体，没过几天，他肝炎与糖尿病两症并发，不得不提前带队返校就医。

据医生诊断，江老师的得病过程是乙肝病毒先侵入他的肝脏，造成组织感染，引发肝炎；然后又渗入他的胰腺 ，导致胰岛素的生成减少，使得血糖的含量失去控制，形成糖尿病。医生告诉他，他患的这两种病都属慢性，需安下心来做长期治疗。主要的应对措施有两项，一是每天注射一定量的人造胰岛素，以弥补自身的不足，二是严格控制日常饮食的种类，确保高蛋白、多种维生素和适当热量的吸取，以促进肝细胞的修复和健全。

若是一般患者，落实这两项措施不会很费事，无非是一方面遵照医嘱，按时去医院注射胰岛素，一方面找些符合营养要求的粗粮来做自己的主食，如此而已。可是江老师做起来就精心得多。第一步，他考虑到当时由中国科技人员最先完成的人造胰岛素刚问世不久，产量还不很大，医院的用量受到一定的限制，便四处托人帮他在人造胰岛素生产基地武汉设法购买，然后让医生教他在家里自己给自己注射。第二步，他先将黑豆红豆燕麦和番薯之类健康食品的营养含量列一张明细表，再买来一台精确到毫克的天平，每次做饭前对选用的食材进行称量，以保证自己对营养成分的吸取量恰到好处。江老师的治病态度引来学校同事们的一致惊叹，都笑说，碰上这么认真的人，什么病魔都得气晕！

江老师以异乎寻常的认真对待疾病，不光有效地控制住了病情，还使他的身体状态恢复到了能正常工作的水平。自那以后我和他一起在大同矿务局又工作了近二十年，几乎没见他请什么病假，真堪称是个奇迹。

2016年是江老师两症并发的第五十年，我在美国打听到江老师还健在，赶紧打了个越洋电话向他表示问候。他很激动，告诉我，他至今仍坚持严格选择饮食种类，做饭照旧用天平控制食量，身子骨一点也不比八十来岁的同龄人差。他的声音依然洪亮，思路还那么清晰，让我想起半个世纪前他在那场辩论会上的发言。

我禁不住由衷地称赞他："老哥啊，你真的是我见过的办事最认真的人！"

大串联一幕

　　文革初期的那次大串联，几乎动员起了全国的大中学生。我是以教师红卫兵的身份参加的，历时一个来月，跑了大半个中国，见闻无数。其中在桂林火车站亲睹的一幕，最是难忘。

　　那是我在桂林逗留的第五天早晨，我打算继续往南去湛江，吃完早餐就赶往火车站等车。红卫兵串联，车船费由国家买单，食宿由地方负责，所以月台上根本没设检票口，我大摇大摆地就进去了。不过我很清楚，满月台的候车人谁也不知道下趟车要开向何处，全都准备着只要到站的列车与自己要去的方向一致就拼命往上挤，那就肯定是一场苦战。

　　大约11点左右，还真有一列客车到站，只是走向与我所需的相反，我并不在意。可是当那列车缓缓停下时，车上人与下面候车人之间的拼与搏实在是比我预想的苦战要激烈得多，也搞笑得多，不由我不凝神注目。

　　与所有的大串联列车一样，这列进站的客车也被挤爆，车门根本没法打开，要下要上只能钻车窗。所以车一停稳，我面前的那个窗口里就有一个小青年趴在紧靠窗口的茶几上倒退着往外溜。下面急着想从这个窗口爬上去的人大概嫌他溜得太慢，赶紧上前抓住他的两只脚使劲往外拉，然后就不顾胳膊不顾腿地一把将他抱了下来。谁也没想到就在他落地的一刹那，车窗就被严严地关上了，因为车上已挤得连行李架上都躺满了人，车里的人实在不愿再有新人上去。气得刚才白费了力的等车人又嚷又骂，还猛捶车壁。

也是天意，十一月的桂林依旧很热，挤满了人的车厢里闷臭难耐，没过多久车上的人又不得不重将车窗开启一条窄窄的小缝，以流通空气。不料说时迟那时快，一个人高马大的小伙子发现后一个箭步冲了过去，把手往那小缝里一伸，再猛力往上一举，那窗口便被打开了一半。旁边几个想上车的也机灵，立即联手将一个女学生高高托起，硬往车窗里塞，展开了一场下面往上塞，上面往下推的激烈攻防。大约持续了近两分钟，下面的攻方似有渐渐不支之势，只见仍举着窗扇的小伙子先猛吸一口气，再来一个漂亮的鹞子翻身，竟一下跨上窗口，用肩头将窗扇高高扛起，然后抓住那女学生的双臂往上一拽，就将她的大半个身子拽进了车厢。车上的人见大势已去，只好接受这个新旅伴，而且接着又有两人在这新旅伴的内应之下被塞上来，他们也不再做什么抗拒了。

完成了攻坚任务的壮小伙很快从车窗口跳了下来，还带着稚气的脸上堆满笑容。有人问他为什么不走，他以一口京片子回答说："不着急，待会儿还有车来！"他说话的神情颇显坚毅与豪爽，很有些北京部队大院里那些将门虎子的气派。

二十来分钟后火车重新启动，渐渐驶出人们的视野，我却有点心潮难平起来。我在想，天真烂漫的少男少女在到处都比赶庙会还热闹的串联途中闹出些笑话并不奇怪，也无可指责，可是一个一穷二白的国家，经得起这股席卷九州的洪流的冲击吗！

大同的风

　　最近看了一部含有狂风大作场景的电视剧，一下子激起了我早年在大同市工作时常常遇上大风的记忆，还让我产生了些许感慨。

　　大同市位于山西省的北端，紧邻辽阔苍茫的内蒙古，地处高寒；又因干旱少雨，植被稀疏，沙质黄土大面积暴露，所以刮起风来，总是格外强劲，还常会掀起沙尘暴。

　　大同的风强劲，是我到该市工作不久就领教到的。有天我顶风走在路断人稀的街上，先是觉得我穿的衣服越来越薄，那凉凉的疾风简直就像只穿过了一层窗纱似的直往我的肌肤里钻。接着就明显地感到一粒粒沙子打在我的脸上一点一点地作痛。回到我工作的学校，我不胜惊异地对同事感叹："这儿的风真厉害，不但能穿透衣服，还能把豆大的沙粒吹起来砸人！"同事听了淡淡地一笑说："你这是典型的少见多怪。哪回刮大风时你去北边那条早已干涸了的河沟里看看，鹅卵石都能被吹得滚动起来！"听着屋外的狂风仍在尖厉地呼啸，我确信同事的话是真的，若有所悟地说："怨不得文学作品里有'飞沙走石'这样的传神之笔！"

　　由于风力过大，我们学校里还出现过一件趣事。一天早晨，一位身体十分瘦弱单薄的女老师从宿舍区去教学区上班，被呼呼的北风吹得怎么也上不了一段土坡，眼看快迟到了，她不得不回家把胖胖的女儿叫来，从后面推着她往坡上走。这事被另一位老师看见了，逗得他捧腹大笑。

不过比较而言，大同的风力强劲还不是人们最难对付的，最让人躲无所躲藏无所藏的是那大风带来的沙尘暴。我那时任教的学校位于大同市的远郊区，多少有点荒凉，学校周围还有大片大片寸草不生的空地。当拥着漫天沙尘的暴风从北方的内蒙古铺天盖地地扑过来时，又搅得当地地面的尘土狂浪浊天似地朝空中飞扬，顷刻之间便天昏地暗，一片混沌。

如此恶劣的天气，对学校的教学活动干扰很大。最主要的干扰倒不是尖叫不停的风声，而是弥漫在空气中无孔不入的微尘。那微尘的密度极大，吸进鼻子里，能嗅出明显的土腥味儿；悬浮在日光灯周围，会产生一种很强烈的散射而使灯光变得很蓝很蓝；飘落到课桌上，一节课的功夫就能让你觉得那桌面好像一年都不曾被清扫过。教室里出现了这么多的异常状况，别说学生们无法专心听讲，连上课的老师都难以镇定如常！

这些记忆中的情景离我已经很遥远了。我现在定居在北美湾区的中半岛，一年约有三百天都是蓝天白云丽日清风，而且冬不冷夏不热没有明显的四季变化，舒服得有如置身仙境。有人说，每个人一生的幸福与痛苦都是平衡的。我的先苦后甜还真像是此说的一个见证！

一次特殊的送礼

我本是个教书先生，几十年都在给学生讲道理，不是自然界的道理就是社会上的道理，不是做人的道理就是做事的道理，久而久之便形成了一个概念——因为有种种道理的规范，心态没大问题的人的行为总不至于太出格。谁知后来进入一家区政府所属的企业工作，陪人送了一次礼，竟让我惭愧地发现自己真的是个书生气十足的迂夫子！

大约是1993年除夕前三天的晚上，我们公司刚上任三个来月的第二任总经理姜铁锁突然找到我家，让我陪他买点礼物送给区委肖书记过年。他显然是怕一个人做这事太不透明，走账时说不清发票跟礼物是否相符，所以把我拉去做个见证。他的考虑不为多余，我二话没说就跟他去了。

可是问题来了。姜总和我与肖书记都只有几面之交，对这位全区最高领导者的个人喜好一无所知，两人站在离他家不远的一个售货摊前，面对着琳琅满目的洋烟洋酒和清香四溢的的干鲜果品，左瞧瞧，右看看，嘴里还嘀咕着，可就是拿不定主意买什么。好几分钟过去了，摊主显然是看出了我们为什么犯难，笑着问道："是给肖书记挑礼品吧？别挑了，不是特殊的礼品他看都

不看 ，你们今天送去他明天就拿出来找我们这些摊点帮他卖掉。随便买点档次稍高点的东西拿去走个过场，你们的任务就算完成了！"摊主五十抹边的年纪，说话很实在，我和姜总听了不约而同地怔了一下，随即相视一笑，便赶紧买了两瓶最好的酒和两条最好的烟，直奔肖书记家而去。

此时的肖书记家比一个会场还热闹，满屋子全是送礼人，三三两两聚堆谈笑却心照不宣，只字不提礼物的事。主人公肖书记不在客厅，正坐在他的专用小房里，一脸严肃地跟几个手下干部讨论着什么。我不禁暗自思忖，他以这幅姿态出现在这种场合还真是别具心裁，既避免了大领导屈尊收礼的低俗，又突显了他作为本地区最高父母官时刻不忘工作的好作风。

肖书记家最让我大开眼界的是另一间房。我送礼物进去时发现，整个房间从地板到天花板，从里墙到门口，已被形形色色的礼品盒，礼品袋，礼品箱堆得剩不下多少空间。这情景惊得我嘴都张大了，心说："这么多好东西一家人怎么消受得完，怨不得要拿出去倒卖！"

这天夜里，我躺在床上辗转难眠。我在校园里蹲了半辈子，天天围着七尺讲台转，总以为外面的世界虽不如主流媒体所说的那么阳光灿烂，那些小小不言的缺点和错误群众也是能谅解的。可是此番送礼的一幕，却以活生生的实例告诉我，中国官场贪墨之恶劣，已到了圈外百姓做梦都很难想到的地步。如果哪天我再回去重操旧业，真不知该对学生说什么是好！

四 哥

四哥跟我共一个曾祖父，我们是没出五服的本家兄弟。他比我大五岁多，曾同我一起在离村子不远的一座废庙里念小学。他记忆力很强，我们久别重逢时他还能一字不差地背诵五十年前的小学校歌和校训，令我惊叹。

四哥的思想比较传统，在孝敬父母，呵护弟妹和关爱妻儿等方面，都堪称我们邓氏家族中的楷模。

他的大哥读书较多，思想也活跃，一九五0年一开春就只身跑到黄石市一家以农民工为主的砖瓦厂参加了工作，而且表现出色没几年就当上了该厂的厂长。当时正值砖瓦厂快速扩展，大哥便顺势把二哥三哥和四哥一起招进自己厂里当了工人。尤其难得的是他还赶在城乡户口分离的政策实施之前为他们办好了城市户口。可是到了三年困难时期，粮食供应严重短缺，留守农村的父母年老力衰难以自保，四弟兄又面临着如何俸养双亲的问题。四哥见几位哥哥迟迟疑疑拿不定主意，就主动放弃了宝贵的城市户口，回乡务农尽孝。开始时，三个哥哥按照当初的商定每月寄点钱给他以资补助，可是困难期一过，补助就没了下文。有回我跟四哥聊起这事，问他后来有没有找他们要钱，他憨憨地一笑说：

"他们早就拉家带口自顾不暇了，我哪还好意思向他们伸手！"

有件小事四哥给我留下了很深刻的印象。那年，我刚回湖北鄂州工作不久，他就专诚跑去看我。这是我们哥俩阔别三十年后的首次重逢，他带了两网兜水果给我。其中有一种香蕉，表皮上带有许多芝麻状的灰黑色小点，吃起来也极具芝麻香味，令我很感新奇。此前，我倒是常在街上听小贩大声叫卖芝麻香蕉，可是活了大半辈子也从未吃到过真有芝麻香味的香蕉，所以一直以为小贩的叫卖只是一种招徕顾客的小伎俩。这回四哥真的把它买来了，说明名符其实的芝麻香蕉是存在的，只是它相当珍稀名贵，难得碰上。四哥为了买这种香蕉肯定花了很多功夫又花了不少钱，一想起来我心里就热乎乎的。

四哥四十刚出头四嫂就不幸病逝了。留下的三个孩子，老大是男的，还算健全；老二是女孩，因患过小儿麻痹腿有点瘸；小儿子的膝关节得了一种不知名的怪病，虽仍能走动，却迟缓多了。四哥当时任村支部书记，续弦并不难，但是他担心孩子们遭后娘的虐待，誓不再娶，默默地承担起了爹与妈的双重职责。改革开放不久，他先帮大儿子成了家，然后辞去村支书的职务，带着老二老三重返黄石市，在哥哥们的支助下开了一爿油粮店。几年功夫，起早贪黑，惨淡经营，不但帮女儿找到一个比较理想的婆家，还巧遇一位土郎中，奇迹般地将小儿子久治不愈的膝关节顽疾根除了。

2010年我回国参观世博会，顺便看望四哥。他已告老还乡重盖了新房，又把几位老前辈的旧坟迁到一起，代立石刻墓碑，整整齐齐地排在村外的一处空地。我父亲的坟墓也在其列。我对四哥的感激无以言表，买了一大堆香纸蜡烛和鞭炮，到各先祖墓前一一致祭。四哥一直陪着我叩拜如仪。

又有近十年没见到四哥了，我很想念他。可是我俩都已年至耄耋，又远隔重洋，还真不知是否有再次重逢的机会。

四婆为我讨公道

我家里一直珍藏着一只白底子黑花的绒布玩具狗，它是我不远万里从中国带到美国来的。我舍不得丢弃它，因为它不单可爱，还帮我们保存了一段珍贵的回忆。

那是一九九零初，我在一家中港合资公司供职。这公司座落在远郊区的一条公路旁。为了上下班方便，我和太太就近在一个村子的西头租了一户农家院子居住。院主叫四婆，老公和孩子们都搬到城里去了，只由她十天半月回来看看。

住了不久，邻居送了我一只白底子黑花的小狗。那狗灵动活泼，煞是可爱，不到十天就跟我相处得十分亲密。我上班，它会随行送我，直到我示意它回家。我回家，一进院它就会在我面前左蹦右跳，还故意蹭着我的双腿围着我转圈，亲热得不忍离去。

小狗跟我们一起生活了将近一年，已长得比我的膝盖还高，不幸发生了意外。那天早晨，它在送我上班的路上被汽车撞成重伤，并且很快被我同村东头的村民拖走整死吃了。我很伤心，可是奈何不得地头蛇，别一肚子气也只能吞声作罢。

两天后四婆回来了。见了我就问为什么不见黑花狗。我说了实情。笑口常开的她顿时气得嘴唇打颤，说："你别急，我来为你们讨公道！"原来四婆在村里辈分最高，又是多子多孙的大户之主，村里的后辈们谁都得敬让她几分，所以她说的话掷地有声。

当天午饭后，四婆就跑到村东头找了把高椅子坐下，老太君似地开始了声讨："东头的小子们，谁吃了我家房客的狗肉，给我站出来，今天你不说出个子丑寅卯，我跟你没完！"东头的小子们见势头不妙，没人敢应声。四婆继续说："我的房客是外乡人，人家住这儿也是为了混碗饭吃，你们就抱着门框子欺负人家，你们说，这做的是人事吗？"几乎全东头的村民都噤若寒蝉，谁还敢说话。四婆更提高了嗓门说："人家两口子都当过大学的教书先生，对人不晓得多客气，住在我家，比我自己还爱惜房子。你们倒好，把人家受伤的狗抢来呛死吃了，叫我这老脸往哪儿搁？"四婆越说越气，终于爆发了："你们这些混账东西，邪得没了政府。我明天就回城里，叫你们二叔来教你们怎么做人！"有个小伙子听到这话，腿都吓软了，赶紧蹑手蹑脚走过来涎着脸对四婆说："四婆，您就别惊动我二叔了，我拿十块钱给您的房客赔不是，行不行？"四婆圆眼一瞪："你打发叫化子？"小伙子又赶紧赔笑脸："二十，二十块总行了吧！"

那天向晚时分，我下班回到家里。四婆笑眯眯地对我说："我下午去东头把臭东西们连骂带吓地教训了一顿。这是他们赔你的二十块钱，你拿着吧。"我说："我非常感激你的热心快肠，但这钱我不能收，这狗本来就是村邻送给我的。"两人推让了很久，四婆只好把钱收回。

又过了三四天，四婆特地从城里买回一只很精美又跟我养过的那只狗极为相像的白底黑花玩具狗送给我，就是本文开头提到的那只。四婆的纯朴耿直撼动了我，我至今对她充满感激和敬重。

难忘路加

路加是我念小学时的玩伴。那时，我们都住在汉口离江边不远的一个叫永清里的弄堂内，每天放学回家后，都会聚在一起说笑玩耍。

永清里很小，进得门去，只有五栋两层楼的普通民居挨挨挤挤地并列两边，便被迎面的一堵青砖山墙封得严严实实，形成了北方人所说的死胡同。其间居住的十几户人家都是老老实实的纯良百姓，加之那死胡同的相对封闭，邻里之间相处很是和睦，孩子们玩在一起就更显亲热。

路加本不住在永清里。大约是在我上五年级时，他的父亲突然英年早逝，一家人断了生计，没有工作的母亲哀告无门，不得不带着他和他妹妹寄居到住在永清里2号的娘家哥哥这里来。可能是这母子三人来自笃信基督的社会群体，谈吐举止不俗且极具亲和力，所以他们住进来不久就跟大家融为一体了，人们进进出出也乐于跟他们攀谈几句。

他们三人中，路加给我的印象最为深刻。他个子较高，宽脸大眼，爱笑，一笑就露出满口白牙，显得格外阳光，可亲。那年他刚上高一，可是说起话来总那么富有知识性，好像装满了一肚子学问。尤其难能的是，他还掌握了一大堆理化小实验技巧。今天，先用一包白色粉末把一杯清水变得跟墨汁一般黑，再用另一包将它还原得清澈无比；明天，教我们含一口清水背对太阳使劲一喷，水雾里便出现一道小小的七色彩虹；过不了几天，他又会托出一个方形玻璃容器，展示他用醋浸泡出来的立方体鸡蛋……

他的花样层出不穷，每次都把身边的小朋友惊讶得两眼圆睁，一个个全成了他的忠实粉丝，天天等着看他出新招。我对他崇拜得五体投地，不但常在家里偷偷模仿他的做法，还常向他请教一些问题。他发现我与他有共同的志趣和爱好，相待似更亲近一些。

可惜，这种多姿多彩的快乐时光没过多久，我就跟母亲一起离开永清里，迁居到很偏远的市区边缘去了，不但失去了向他学习的机会，而且从那以后，我就再也没有见到过他。

更遗憾的是，一九五七年秋我刚上高二时，他所念的南京某大学通知他的母亲，说她的儿子突然寻了短见。可怜的母亲几年前不幸丧夫，现在又痛失爱子，真的是肝肠寸断，心如刀割，精神几近崩溃，几天就鬓发斑白，目光呆滞，整整瘦了一大圈。料理完儿子的后事从南京回到永清河里，她更变得沉默寡言几乎不怎么说话，人们只能根据当时的种种传媒动向猜测她儿子逃离人世的真实原委。

我是一九五八年暑假去永清里看望昔日的小伙伴时才得知这一可叹的悲剧的。听完人们的叙述，我难受得半晌无言，一直在怔怔地发问：如果不是受了天大的委屈，一个风华正茂对生活充满激情与希望的大学生怎么会走上一条不归路？自那以后已近六十年了，路加灿烂的笑容还时时浮现于我的脑际。我忘不了他。

永泰公主墓追记

永泰公主墓位于陕西省乾县北部，离合葬着唐高宗和武则天的乾陵不远，是乾陵十七座陪葬墓中的一座。1962年它刚被发掘不久，我到乾县高中进行教学实习，抽空去参观了一下，至今记忆犹新。

从外面看，永泰公主墓也就是十几米高的一个土堆，但是墓前立有一对石狮，一对石人，一对华表，颇具帝王陵寝气派。这跟永泰公主的不幸遭逢有关。永泰公主名李仙蕙，是唐中宗李显的第七个女儿，唐高宗和武则天的孙女，十五岁时以郡主的身份嫁给了女皇武则天的侄孙武延基。两年后，她的哥哥李重润和丈夫武延基因背地里怨怼武则天的宠臣张易之兄弟的恶行被人告发，武则天勃然大怒，硬将李武二孙一一逼死。第二天，身在洛阳家中的李仙蕙得到丈夫的死讯大受惊吓，也因早产不顺而倒在了血泊中。又过了四年，专横跋扈的张易之兄弟终于被李武两家合力诛灭，中宗得以复位，他因三个年轻后辈的死于非命痛彻心脾，追封李重润为懿德太子，追封李仙蕙为永泰公主，然后将武延基与李仙蕙合葬起来，并将其合葬墓特尊为永泰公主陵。永泰公主墓气势不凡即缘于此。

永泰公主墓全长87.5米，地下部分由墓道、过洞、天井、雨道和墓室等构筑组成。墓道是一条宽三米多、长约三十来米的倾斜地道，从地表的入口直通墓底的过洞。过洞水平向前，两米宽，一人多高，近四十米长，一路上将六个天井串联起来。每个天井都是两人多高的圆柱形空间，顶部隆起，犹如天穹，象征墓主的院落。走完最后一个天井，钻过一米来高的甬道（名为雨道），便到了墓室。墓室分前后两部分，前墓室是客厅，后墓室是卧房，均由砖砌而成。后墓室呈方形，进门左手边有一个状似瓦屋的石椁，略比人高，四壁布满极为精细的刻线仕女图，是存放墓主木棺的地方。因年代久远，尸骨与棺木均已腐烂，石椁早被清理一空。

属于陵级规格的永泰公主墓，随葬品甚多。管理人员说，正式发掘时从墓道和过洞两侧的八个壁龛里取出金铜玉器和木俑陶俑三彩俑等工艺品一千多件。此外，从墓道到墓室，几乎所有的墙壁上均有精美的壁画遗存。虽经岁月侵蚀，仍能看出这些壁画笔触流畅，色彩鲜明，人物栩栩如生，充分体现了盛唐时期绘画艺术的高超水准。尤其让我高兴的是，当时还没来得及用特殊技术将这些壁画转移到博物馆，我看到的是近千年前唐代艺术家在现场留下的真迹。

永泰公主墓很早就被盗过。第六个天井的墙壁上有个盗洞口，洞口下方曾躺着一副骨架，斜靠着一柄铁斧，洞口旁还留有猛抓过的血痕。专家推断，这骨架是殿后的那个盗墓贼的，先出洞者为减少分赃人数，将他堵在墓里闷死了。

参观永泰公主墓，我的感触颇多。最让我心灵震颤的是，位尊九五的武则天逼死了自己的血亲，见不得天日的盗墓贼闷死了自己的同伙，两者在权与利面前所表现的贪婪与残忍竟毫无差别。

观光遇豪雨

这事发生在我和老伴2017年三月回国探亲时短期逗留的武汉市。

一天下午三时许，老伴的十妹兴冲冲地提议带我们去六渡桥观光，说是既可看看武汉老城区改造的巨大成果，又可顺便享受一下刚开通的地铁六号线的舒适与快捷。六渡桥是我念中学时常去的热闹市区，江城建地铁又是一代代武汉人多年的梦想，坐新建的地铁去做旧地重游，自然就成了我们老两口求之不得的快事，所以还不等十妹的话音完全落地我们就赶紧催她带路出发。

地铁六号线的终点站离我们的住地很近，出门走几分钟就到了。这座地铁站占尽了地铁建设的后发优势，其气势之恢弘，装饰之精美，是老旧的美国纽约地铁站无法比拟的，甚至连首都北京的地铁站都略逊它一筹。列车的设计制造与运行的快速平稳更堪称一流，坐在舒适的车厢里，轻轻松松地聊天，不知不觉就到达了目的地。诚如十妹所说，坐它是一种享受。

在我的心目中，昔日的六渡桥是一个极具旧时代风貌的商业中心，鳞次栉比的商铺大都只有三四层楼，挨挨挤挤地排了好几条街；狭窄的马路上汽车并不多，满眼都是匆匆忙忙的人力三轮车有惊无险地川流不息；人行道上人流如织，时不时能见到衣衫褴褛蓬头垢面的乞丐……坐地铁时我还在想，要扔掉如此沉重的历史包袱，谈何容易！可是当我们走出地铁站时，这一切都没了踪影，代之而起的是宽敞的大街上奔跑着各式漂亮的小轿车；街两侧耸立着无数高入云天的摩天大楼：所有形形色色的商店都汇聚到这些大楼最下面的一两层并被装饰得异常的华美奇巧。我设想了一下，如果在这些大楼的外墙上也装上各种流光溢彩的广告银屏，不停地向人们展示各种吸人眼球的信息，那份繁华，那份辉煌，未必会逊色于纽约的时代广场！

　　遗憾的是，天公不作美，我们在六渡桥地铁站出站时，遇上了突如其来的倾盆大雨，整个世界顷刻之间就好像完全被狂泻的雨丝吞没，地面上满是豆大的雨点激起的水花。而我们三人只带了一把伞，根本无法一起行动。情急之下，十妹只好打着伞分两次把我们俩带到一栋高楼的门口避雨，她自己再到十字街口叫出租车。

　　也就在这种情况下，出现了至为感人的一幕：十妹在街口跟一位穿着白大褂的女士交谈了几句后，高举着两把伞快速地朝我们跑来，高兴地连连喊道："遇上好人了！遇上好人了！"原来那位素昧平生的女士是个售货员，听说我们两老为大雨所困，说什么也要把她的伞送给我们，然后自己冒雨往回跑。当我接过十妹手中的伞再往雨中远远看去时，那奔跑着的女售货员已被大雨浇得浑身透湿。

　　一个平凡而瘦弱的女售货员，却有一颗金子般的心，让我感激万分，也让我心潮久久难平。因为我发现在我魂牵梦绕的这片热土上，随着经济的腾飞，心灵的升华已显现端倪。

节外生枝漓江游

1966年11月下旬，我借文革大串联之便，去了一次桂林，饱览了她甲天下的山水，之后又取漓江水路，到山水甲桂林的阳朔兜了一圈。倒也惬意。只可惜去阳朔时节外生枝，很煞风景。

出发那天，我提前半小时就在漓江码头持票上了船，乐滋滋地等着起航。可是不一会儿，上来十几个没买票的中学生，自称是红卫兵，要去阳朔传播革命火种，与按规定收票的船工发生了争执。争执愈演愈烈，早过了开船时间还在继续。一位买过票的男士实在忍无可忍，对学生们说："你们没钱买票就另找地方传播火种嘛，何必赖在这条船上！"没想到这句话捅了马蜂窝，一个光头红卫兵立即借题发威，嚷道："没钱就不能闹革命，有钱就可以游山玩水，你这是什么臭思想？我们要对你进行现场批判！"随即十几个同伙把说话的男士团团围住，指着鼻子说他当众宣扬资产阶级观点，是现行反革命，必须低头认罪！大约折腾了近一个小时，一位年纪较大的女士急切之中想了个主意，上前去轻言细语地对他们说："小将们，你们这么批影响客运，也不太好。这样，先停下来，我保证回大学后向党委报告，让学校更深入地批判他，行吗？"小家伙们批来批去总是那几句话，已有些表演不下去的尴尬，正需借梯下台，便狠狠警告了那男士几句后，悻悻地下船去了。

意外的麻烦终于解除了，虽已延误了两个小时，大家也还是高兴的，船一离岸，几乎所有的乘客都又是欢呼雀跃，又是往岸上撩江水，然后就真的完全沉浸到了游山玩水的豪兴之中。

漓江不大，但是秀美多姿。青山绿水之间，随处都能找到一些结构奇特或神情毕肖的岩溶造型，如金鸡独立，童子拜观音，老汉推磨，望夫石之类，蜿蜒一百来公里，宛如鬼斧神工造就的艺术长廊。置身其间，船在水上走，人在画中游，个个都乐得如痴如醉！

可是谁都没有料到，当我们日落之前踏上阳朔码头时，上午在船上闹事的那伙学生正得意地站在石阶上盯着我们。满怀山水之乐的我们一下子噤若寒蝉，大气都不敢出地闷声往岸上走，唯恐有什么闪失又被他们揪住不放。

原来这帮人下船后并未死心，又另生一计，直奔市政府，硬说是有个现行反革命分子去了阳朔，必须赶紧派辆车送他们去进行追踪批判。市政府办公人员拗不过，只好照办，遂使这帮小子只用两小时就赶到了阳朔，吃饱了，喝足了，游够了，再专等自己要追踪批判的对象。

他们找到那位男士后，把他拽到一家饭馆的一张大圆桌前，说是要辩论。其实他们哪里能说出个子丑寅卯来，纯粹是恶作剧式的胡闹。闹到九点多钟，自己也想休息了，这才屁股一拍嘻嘻哈哈坐着政府派的车扬长而去。我们一船旅友陪着那位连晚饭都还没吃的倒霉男士，气得仰天长叹！

丽江行

2007年春，我和老伴借着回昆明探亲的机会，顺便跟一个旅游团去了一趟向往已久的丽江。

丽江，始建于宋末元初，是一座有八百多年历史的古城。虽屡经战乱和自然灾害的破坏，至今仍完好地保留着宋元以来形成的历史风貌，因而一九九七年底被联合国教科文组织列入<世界文化遗产名录>，也因此成了中国5A级旅游景区，声名远播。

我们的导游是一位白族小伙子，中等个儿，略显清瘦，但是热情忠厚。每到一个景点，他都会告诉大家说："请不要过于匆忙，以免丢失财物。我肯定不会扔下迟到的人不管。不过也请各位尽量按时上车，我们的行程安排得非常紧凑，如果等人太久，就不得不压缩游览点，这会给全车人都带来损失。"这话听起来比冷冰冰的"过时不候，责任自负"要温婉得多。尤其让全车游客满意的是，虽然也常去购物点停车，他却从不怂恿人们买东西。有一次落脚于一个比足球场还大的玉器商城，他甚至低声告诫我们："买玉器要看缘份，各位一定要慎重！"显然是在暗示大家，这里的玉器假货很多，不可轻易解囊。在常有人因游客不买黑心商品而动粗的导游队伍中，我们遇上了这么一位与人为善的年轻人，实在是很幸运。

如今的丽江古城，已扩展到了近四平方公里的规模。站在高处朝玉龙雪山方向远远望去，古色古香的土木民居顶着带有漂亮飞檐的黑瓦屋顶，依山就势而下，鳞次栉比，蔚为大观。它的源头与核心便是闻名遐迩的四方街。

这四方街其实是个占地约六亩的广场，全部以光洁的五色彩石铺地，晴不扬尘，雨不积水，早在茶马文化时期就是商贾云集的中心枢纽；现在就更是店铺环街林立，天天人流如织。有意思的是，在如此喧嚣繁华的旅游热点处，当地纳西族居民的日常生活似乎并没有受到什么影响，照样有老先生临街对弈，有老太太围坐做针线活，还个个谈笑风生。很多游人好奇地围观，他们依旧悠闲自在，怡然自得，就好像这一批批川流不息的外来客只不过是古城生活大舞台上起陪衬作用的一幅幅背景。

四方街的奇特景象，是历史和现代在玉龙雪山下玉泉河水边强势会合的产物，颇值得玩味，我和老伴都想照张相作为留念。无奈到处熙来攘往人头攒动，连个取景的地方都没有。也巧，就在我们为难之际，忽然发现人群中有一位长得很漂亮的美国姑娘正跟朋友闲聊，旅居美国十几年又多日不见洋面孔的我们，顿时竟产生了他乡遇故知的亲切感，决定让她跟我老伴一起留个影。姑娘真是善解人意，见我提着相机朝她走去，还没等我开口就明白了我的意图，马上走过来站在我老伴身边，展开如花的笑容，丝毫没有一丁点扭捏与迟疑。我很高兴，也十分麻利地按下了快门。相照得很棒，有古今穿越之妙，也含中西合璧之美，为我们的丽江行留下了一段美好的回忆。

拾 遗

我和老伴定居美国的第二年，跟女儿一家搬到湾区M市一个居民小区居住。这个小区与一个远近闻名的大型购物中心毗邻。我们走出家门十几步，穿过一道栅栏门，就进入了该购物中心的停车场。停车场之大在湾区屈指可数，我老伴经常围着它进行走步晨练。

一天，老伴晨练完回家后告诉了我一件趣事："我每天晨练时都能看到一对华人夫妇在停车场里转悠，像是在寻找什么。我有点纳闷，便悄悄凑过去看了个究竟。原来停车场里每晚总有人不慎丢失硬币，他们俩是专门起早床来淘金的。唉，放着早觉不睡，就算能捡个块儿八毛的，合算吗？"

老伴的叙说让我不觉一怔，一段悠远的回忆很快便浮现于我的脑际。

我年轻的时候，在山西大同矿务局工作了多年。离我家不远处有一条铁道，往西伸进山沟串连各局属煤矿，往东通向大同火车站，是矿务局向外卖煤的必经之途，每天都有十多趟运煤列车从这儿隆隆驶过。

那个年代用车皮运煤，不论面煤还是块煤，都堆得稍稍高出车帮，高出的部分近似龟背，也不作任何封盖。略带潮湿的面煤这么运，问题还不大。拳头大小的块煤也这么运就不大保险了，火车在行进中难免震动，没堆稳的煤块很容易被震得往下滚，常会有一部分撒落到铁道两旁。而我生活和工作的地方离矿山不远，煤车启运不久，车皮里隆起的龟背尚未震平，正是煤块最容易滚落的路段，铁道两旁散布的小煤块就更多一些。

改革开放前的二三十年，是中国老百姓生活十分艰苦的一个历史阶段。学徒工每月工资18元，正牌大学生每月工资也只有52.5元，谁家要是在领工资的前一天手中还有几块人民币的余裕，那就很招人羡慕了。所以，不少特别能勤俭持家的人家在想尽办法节省之余，终于把算盘打到了铁道旁的煤块上了，经常安排没事的小孩或老人去捡拾，倒也不指望靠这发财，帮补帮补而已。

有年冬天一个滴水成冰的清晨，我因事途经那条铁道，远远看见一位老人提着筐子佝偻着身子，缓缓地沿着铁道前行，走不了多远就会从地上捡起一块小煤块扔进筐子里。此时，筐子已是沉甸甸的了，老人显然是在利用天气的酷寒抢在别人前头来捡走运煤列车夜间撒落的煤块，起了个大早。看着老人一口一口地吐着白雾继续缓缓地往远走去，我猜想他一定天天如此，不禁心生恻隐！

这幕情景在我脑海中闪过之后，我凝望着窗外灿烂的云霞对身后的老伴说："中国人过苦日子的时间太久，都苦怕了，只要能有点收获，哪在乎起早贪黑！"

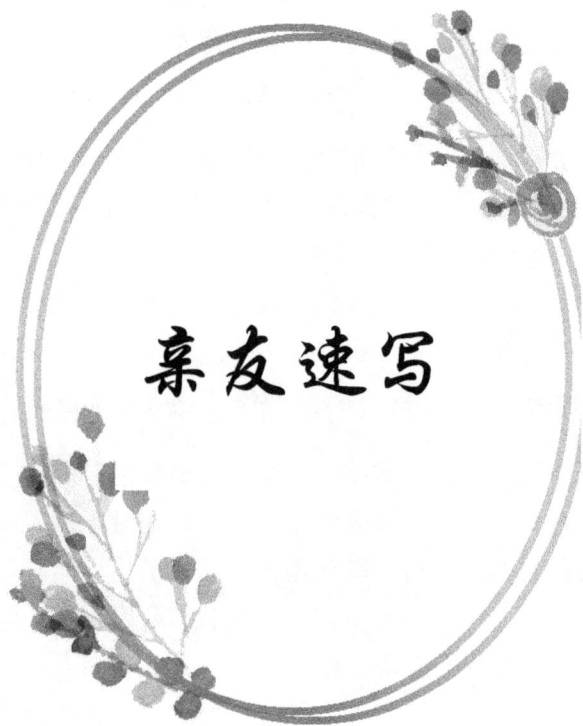

亲友速写

帮人帮到底

阿芳助人为乐，在我们老年公寓是有口皆碑的。最近，我也求她帮我办过两件事，深感那些美好的口碑绝非虚妄之言。

第一件，斯坦福医院给了我一个预约，要我当月28日清晨七点半到红木城分院去做肺部CT扫描。时间早，路程远，子女不在身边，又不便劳烦有车的邻里一大早就爬起来开车送我，交通成了大问题，便去请曾到那分院看过病的阿芳指点。阿芳先宽慰我一番，然后把如何找车站，坐哪路公共巴士，下车后再怎么走向目的地，详详细细地告诉了我。她叙述得有条有理，我心里立马有了明晰的行动指南，眉间的那点愁云也随之消散。可是阿芳还不放心，第二天上午又特地为我送来一张从电脑上复印下来的路线图和时间表，把公共巴士的路数，上下车的站名，前后步行的街道，以及行车与步行所需的时间都标示得一目了然，甚至还指明了最佳乘坐班次，让我既不迟到，又不必在候诊室久等。这图与表带给我的不光是交通信息，还有一股温暖的春风，我不禁想，阿芳果然古道热肠，难怪那么多人夸赞她。

第二件，不久后，我需要复印一份文件。想到阿芳能在电脑上打印出图表来，又那么乐于助人，便觍颜再次找她帮忙，希望她将我的原件放大至130%，最好能把上面的红色图案显示出来。阿芳脸上闪过一丝难色，但马上就微笑着说："我技术不高，试试看吧！"第二天下午，她拿着一张复印件到我家，很遗憾地告诉我，她用自己的电脑和打印机试了多次，只能放大，不能带彩，就到公寓办公室求援。不想那里的复印机也印不出红色。我接过复印件很不好意思地说："放大了就好，图案不红无关紧要，千万别再费心了。"可是两天后，阿芳又找我来了，兴冲冲地递给我一张尺寸和色彩都符合我的要求的复印件说："昨晚我又在电脑上摸索了老半天，总算有了好一点的结果。"看着她如释重负的笑脸，我心中油然升起一种满怀敬意的感动，一时竟不知说什么才好。那一刻，我觉得感谢二字未免浅薄与苍白。

我们老年公寓受惠于阿芳帮助的人远不只我一个。一位行动不大方便又患炎症的老大姐因服用同一抗生素太久，需一种代用药，托阿芳在采购食品时顺便从药品部捎回。阿芳去到那商场的售药窗口，发现所需代用药的规格很多，主要成分的含量各不相同，便打电话给老大姐细说端详，请她定夺。得到回复后刚刚买完，阿芳突然想起，那代用药的主要成分正好富含于自己天天都在饮用的酸奶之中，赶紧又用手机把各种酸奶的成分说明拍摄下来，并在回公寓后立即把它们输入老大姐的电脑，说："如果其中哪一种能顶替你要的代用药那就太好了，你既不需再吃药，我又可以捎带着帮你买回。"阿芳办事如此细心周到，老大姐喜出望外，赞谢连连。

阿芳帮助人，不是点到为止，更不是虚与应付，而是要尽最大的努力以求尽善尽美。她给与人们的不光是排忧解难，还有更为令人感佩的为人之道。

春风一缕入园来

2017年的春三月，我们莱顿园老年公寓新来了一位女协调员，名叫雅玲。她精通中英文，又善于与人沟通，很快便博得了大家的喜欢。

雅玲是个十分讲求工作效率的人。她了解到，住在我们公寓里的好些人常年疾病缠身，行动不便，有什么诉求也难以申述，所以上任不久就一改坐在办公室等电话听来访的被动工作方式，每天都花很多时间走家串户，满含深情地嘘寒问暖，深入细致地了解他们所受的困扰，然后再想方设法帮人家排忧解难。真的是"不怕耕耘苦，何愁没收成！"不到一年的时间，她就对居民们面临的一些最棘手的问题做出了十分妥当的处置。且看以下几例。

有位老先生患帕金森症多年，大脑的控制能力大减，走路需人扶持，大小便失禁，他的老伴全天候照料他，累得每天都几乎瘫倒在地。雅玲得知情况后，一次次跑医院，一次次找医生，操心劳力二十来天，终于把患者送进了公寓所属的康复医院，不仅让他本人得到了更专业更全面的医护，也将他老伴从身心俱疲的困顿之中解脱出来。

有位老太太颈椎病日趋严重，头部越来越向前低垂，苦不堪言。她的老伴已九十多岁，自顾都相当困难，根本无力为她提供任何帮助。雅玲看在眼里急在心头，赶紧多方找门路摆实情，先将她安排到一处较远的康复医院以解燃眉之急，然后再紧急联系莱顿园护理院的负责人，以最快的速度将老太太接了过来，为她年迈的老伴就近探视创造了条件。

还有一位曾经很风光的老太太，近几年得了健忘症，严重到了什么都不知道做，家里乱得有如垃圾堆也不管不顾，甚至还常常忘了要起炊为自己做饭。雅玲探访几次，戚然兴叹，随之四处奔走，帮她办好各种手续，让她可以从食堂打饭回家吃。同时还颇费周折地替她物色到一位她能接受的家庭健康护理员，帮她恢复了正常的日常生活。

不久前，一位高龄老太太过世了，乱糟糟的家十来天没人收拾。还是雅玲，为避免逝者家属受到管理部门过多的罚款，一个人悄悄地到那个房间进行认真的清理和擦洗，直到合乎公寓管理条例的要求。

雅玲在莱顿园的工作当然远不止这些，而且大都是专在难题上下功夫，为我们这些夕阳老者的健康提供了切实的保障，让我们生活得更加安心畅意。群众中流传着一个认同度极高的口碑，说她"不是亲人，胜似亲人！"

最近，为了更便于发挥自己的专业特长，她应邀去另一个公司工作了。消息传开，莱顿园的居民万般不舍，有的人伤心得流泪。开欢送会时，人们纷纷送她鲜花和各种礼物，表达谢忱。其中，集体赠送的一个很精美的条幅，书有"人间真情何处是，春风一缕入园来！"十四个字，最能反映大家的心意。

多才多艺的老乡

我和张先生都是武汉人，也都是为了帮女儿看孩子才远渡重洋来美国。我俩初次见面是在爷爷奶奶们常带着孙子辈会聚的一个小公园里。虽没有俗语常说的"两眼泪汪汪"，那同乡人异域相逢的亲热与惊喜也还真是让人感慨万千，而且经过一番促膝交谈，双方都觉得共同语言很多，颇有相见恨晚之叹。遗憾的是没过多久，张先生签证到期，不得不匆匆回国。

张先生是个很善于学习的人，重知其然，更着力于知其所以然，绝不搞浮光掠影的虚招。接触过几回的朋友都有个印象：这哥们有深度。可悲的是他投错了娘胎，留下了个"有家庭历史问题"的胎记，高中毕业后，一再被他报考的大学拒之门外。最后，他在家自学了一段时间的祖传中医后，被安排到一家大型国营农场进行劳动锻练，并在那里度过了他一生中最宝贵的那段年华。

去这类国营农场，很像是后来知识青年上山下乡，都是要通过繁重的农业劳动来实现思想转化，强化革命意识。不难想象，这样的农场，物质条件都极其匮乏，也得不到多少财政支持，只能"自立更生，艰苦奋斗"。房子不够用，自己盖；道路要扩展，自己铺；木质器具需添置，自己动手；炊事队伍要扩大，自己培训……而且这一切都只能在不误农时的前提下完成。这些事，张先生全都亲历过，而且事事都做得有板有眼，可圈可点，场领导经常因此表扬他劳动态度端正，锻炼很有成效。最让当年老同事们津津乐道的是，他十一年后返城时留给农场的那把自制板胡，不单做工精致，音色比买来的还优美，成了农场文工队的家珍。

张先生会做乐器，跟他富含音乐细胞大有关系。他吹拉弹唱都无师自通，遇上农场有什么文艺活动，登台过把瘾，回回都能出彩，赢得阵阵掌声。尤其不可思议的是，几年前我回国时去他家探望，他正吹着笛子为一位患者治病，笛声清悠婉转，如泣如诉。只见那患者双目微闭而眉宇间若有波澜起伏。我大开眼界，禁不住暗自惊叹：张先生的才艺，怎"高超"二字了得！

张先生曾在农场炊事班呆过，练得一手好厨艺，尤以做武汉鱼丸子名噪亲朋。今年元月，老俩口随着儿子儿媳及两个孙儿举家迁来美国，就住在我们公寓附近。偶有闲暇，就来我家秀两手，为我们做一顿鱼丸大餐。他的制作过程，从除鳞，剔刺，剁肉，到搅拌摔打肉泥，程序分明，有条不紊，动作娴熟洗练，步步成竹在胸，很像是一位资深画家在完成一件作品，多一笔则成累赘，少一笔又失了精神。最后出锅的鱼丸子就更让人啧啧称奇，原本不大的生鱼丸放进鱼头汤里一煮，体积竟能膨胀三倍多，比一个乒乓球还大一圈，里面吸满了汤汁，看起来洁白如玉又吹弹可破；吃进嘴里，松软嫩滑，清淡爽口还略带弹性，口感好到难以言状。我吃过武汉最负盛名的汤逊湖鱼丸，那味道也不过如此而已！

张先生打算今年在我们公寓的中秋晚会上来一曲二胡独奏《二泉映月》，我很期待。

芳 邻

我是2003年在A市的英语补习班认识谭医生的。在班上，我们交谈的机会不多，只记得她经常告诉我们当天的气温变化，让我们注意穿衣服。没多久我因为找到一个引导小学生过街的工作而辍了学，就没有再见到她。没料到两年后我和我太太一起住进莱顿园老年公寓，竟成了她同一层楼的近邻，并逐渐了解到她原来是一个将高尚的医德完全融入日常生活，处处为别人着想的大好人。

对待儿孙，她是个慈爱的长者。她的女婿不幸英年早逝，女儿带着两个孩子生活得很清苦。她每周两次左提右挎地带着大包小包食物去女儿家，帮他们做饭，收拾房间，忙完了再回家吃饭，风雨无阻。她自己每月只有800多美元的社会补助金，除了交付200多美元的房租外，她很少动用，省吃俭用的目的是要攒下钱来给外孙们买部小轿车。她说，小家伙们过早地失去了父爱，太需要支持与帮助。

在公寓里，她是一位最热心最忘我的义工。她每天下午进晚餐时，都要去给一位饮食不能自理的残疾老人喂饭。老人控制不住嘴里的汤汤水水，常常洒得身上地上到处脏兮兮，她就耐心地擦了喂，喂了擦，直到老人把饭吃完，比好些在职的医护人员还做得认真。

住在公寓一楼的一位老太太过世了，为了让办公室少扣除一点住房折旧费，她花了整整一天的时间，将老太太厨房里的炉灶等设施擦洗一新，宛如从未用过。

她还为我做了一件令我铭感肺腑的事。那是我还在街上打工的时候，她注意到我只有雨衣没有雨裤，便用旧衣物帮我缝了一副好几层厚的绑腿，让我在上班下雨时把它绑在小腿上，少受湿寒。这不是什么惊世骇俗的壮举，但是当我接到那绑腿时我的心都颤了，这个世界上，除了我的母亲，还没有第二个人关心我细致入微到她这种地步。实际上还没等我用上这副绑腿我就退休了，但是我一直将其珍藏着，它们永远是我心中的一份温暖。

十分不幸，谭医生二〇〇八年被查出患有胰腺癌，而且已经严重扩散。她很清楚，任何治疗都为时过晚，去日已无多了。可是她没有丝毫的消沉，依然坚持公寓里华人联络组联络员的职守，有说有笑地为大家服务，硬是到了实在无法坚持日常起居，才无可奈何地躺下来，等待自己人生旅程的终结。即使是在这种情况下，她也还在耽心自己的病情会给别人增添麻烦。为此，她谢绝了一切登门探访和电话问候，忍着癌症末期带来的巨大痛楚，静静地躺了三个来月，没有向家人提出任何要求。有一天晚上，她终于意识到自己再也撑不下去了，便把跟自己风雨同舟甘苦共尝一辈子的丈夫叫到自己的临终病床上，然后紧紧地偎依在丈夫怀里，安详地离开了人世。

谭医生生前将自己余年的全部爱心都无声无息地奉献给了周围的人们，然后悄悄地走了。莱顿园的居民因为失去了这样一位暖如春风的芳邻而深感悲痛。他们把她的一张端庄而又神采弈弈的照片放得很大，立在门厅里的红木桌上供人瞻仰缅怀。如今几年过去了，她的家人已将那张照片迎回家供奉起来，可是每当我从那张桌前走过时，谭医生亲切的笑容与感人的懿范还会鲜明地浮现在我的眼前，令我肃然起敬。

服务周到的好司机

我们老年公寓有一辆中型巴士，二十多座，每天载着出门办事的人满街东奔西跑，忙得像支来去一阵风的梭子。开车的司机是个驾龄超过三十年的中国人，姓龚。

龚司机五十多岁，瘦瘦的，脸上一点皱纹都没有，看起来满精神。来美之前他一直在北京工作，一口京腔原汁原味，让来自两岸三地的华裔邻里倍感亲和。英语说得多少带点汉语的顿挫分明，但比起那些弹舌头的俄式英语和吐词不清的西班牙式英语要好懂得多。他还有与生俱来的好脾气，相处七八年，总是慈眉善目，面带微笑，从没见他有过一丝怒容，就像个亲善大使。

不过，龚司机广受众人赞许并不在于他给人的外在印象，而在于他热情周到的服务态度。

每天早晨，他九点前将车开到公寓门前，随即站在车门口，扶持那些搁下了步行轮椅而走动不大方便的老弱病残上车，等大家坐定了，再一个一个地将步行轮椅搬到车后的空闲位置，最后，再按照登记表上的名单清点人头。常坐车的人，大都老得头脑已不那么灵光，难免事前登了记，到时候又忘了上车，他就按登记表上的电话号码呼叫，或是直接到房间里去找人。有时候，等的时间太久，车上的人有些心烦，他却不急不躁，尽力做到不甩下迟到的人。车开动后，他会根据轻重缓急调整路线和车速，确保不误事。多少年来，很少有人因坐车错过了看病预约时间。

送人出去颇不轻松，接人回来也不那么简单。原因之一是出去的人要办的事不尽相同，有的购物，有的访友，有的看病。不论在哪儿，也不论何时完事，只要一通手机呼来，龚司机就得尽快去接，不能让老年人等得太久。原因之二是公寓规定，每天上午从九点到十二点，每小时都要定时从公寓发一班车送人。这两个原因合在一起，使龚司机不得不随时变更运行方案，以做到送人接人两不误。他的应变能力着实很强，等着他接的人，基本上都能在十五分钟之内坐上回家的车。

除了每天上午的任务外，龚司机每周都得用几个下午的时间把人们送到几家有名的超市作定点采购；每个月底还要带上部分华裔居民到旧金山的中国城逛两个小时。这时，他会告诉你哪家菜铺的蔬菜价廉货鲜，哪个饭馆的午餐经济实惠，哪里能买到适合华人身材的服装，哪个理发店要价最便宜……大家都夸他顶得上一个导购。

我患上肺癌后，验血，照CT片，做活检，开刀，进行放疗，然后又是一次接一次的跟踪复查，一度成为龚司机车上最常出现的座上客。有一次，我们俩闲聊起来，我告诉他，我脑部没有容易共生的癌细胞，淋巴里没有转移迹象，切除的肿块表面也很光滑，医生认为暂时还没有出现扩散，但需继续观察。他听后脱口而出地说："开刀前没有扩散，那以后就不会扩散了。"他这话使我颇受鼓舞。其实，我根本不知道他这么说是否有科学依据，只是基于他平日的为人处事，觉得他是个很值得信赖的人，决不会信口开河。

负疚的追怀

老年公寓，大体就是人生的最后一站了，入住的残年老者多半都是已准备好从这里重返大自然的。所以听到有人去逝的消息，一般都不会对我有多大的触动。但是黄先生不同，得知他昨天匆匆走了，我马上就觉得应该尽快写点什么来寄托哀思。

黄先生和我都是土生土长的黄陂人，两村相距不过十几公里，是很亲近的老乡。而且很凑巧，我俩都曾在武汉念过几年书才走出省去展开自己的人生；退休后两人又曾同在北京的那片天空下闲度余年；移居美国后，更相跟住进了眼下的这个老年公寓，成了朝夕相见的近邻。"老乡见老乡，两眼泪汪汪。"其实那眼泪有时是喜极而流的。几年前我在公寓门口第一次见到黄先生时，两人高兴得立即用那些常被外地人当作笑料的黄陂土腔土调打趣，笑得泪水盈盈。

黄先生酷爱京剧，不但对京剧的发展过程深有了解，对京剧各大流派的特色都能说出个子丑寅卯，也能随口唱出好些京剧名段。有一次，我们公寓的文工队到奥克兰市的一家老年公寓作友情演出，他清唱了一段现代京剧《奇袭白虎团》中的独唱，声情并茂，韵味十足，大受欢迎。很多人都赞叹说："了不得，简直就是专业水平！"

说到唱京戏，我心里一直隐藏着一份关于黄先生的自责。四年前，公寓成立了一个由戏曲爱好者组成的《戏曲活动小组》，黄先生被公推为组长。那年中秋节，公寓华人按惯例举办联欢晚会庆祝。由于当时《戏曲活动小组》刚成立不久，一时拿不出很成熟的节目，黄先生跟我商量，暂不安排他们小组参加演出。我作为那次晚会文艺表演方面的负责人，明确地同意了他的想法。可是后来我发现节目太少，富裕时间过多，仓促之间就让一位爱唱老生戏的京剧爱好者登台补了一缺。不想晚会后黄先生直言问我："咱们俩当面商定，《戏剧活动小组》今晚不出节目，你怎么又临场生变？"他的话来得很急，把我怔住了。我想，不就是一桩让大家多高兴几分钟的小事吗，何必要那么认真？没做多少解释我就转身走了。有一说一，事后我也反躬自问了一下，意识到自己在处理这件事时确有不妥之处。那位临时补缺的先生是《戏剧活动小组》的成员，他上不上台，应先让他们小组拿出意见，再由晚会的组织者酌定，不然那个小组长不就形同虚设！我的越俎代庖显然是对黄先生的不尊重，我应该当面向他表示歉意。可是我过于自尊，辨明了是非曲直却怕丢面子，一直没有勇气向黄先生承认自己的失误。黄先生心宅宽宏，自当晚问了那一句后，就再也没提起过这事，而且从未对我表示过一丝一毫的怨愤。

黄先生是被肾癌夺去生命的。他走得太突然，几天前我还在院子外面的人行道旁跟他连说带笑地聊了一阵，不想转眼就天人永隔了。他的逝去骤然使我心中隐藏着的那份自责变得分外沉重，我谨以此小文送黄先生最后一程，并郑重地说一声："黄先生，我对不起你！"

贾先生的苦恼

　　贾先生是我来美国后才结识的湖北老乡，曾在英语补习班同过学，后来又相继通过入籍考试，成了美国公民，所以有一段不短的时间，两人往来很是密切。

　　在补习英语的一众华人学员中，贾先生的经济状况比较好。其他人都是退休后投奔儿女来的，想上班挣点钱都没有多少余力可贾，手头自然就不可能十分宽裕。而他虽也年过花甲，在同窗堆里却只能算是个小后生，还能一边挤时间上学，一边劲气十足地在街头打工，穿着黄色的萤光马甲招呼上下学的孩子们安全过马路。而且他的太太比他还要年轻好几岁，又有一份比较稳定的教学工作，两人的月入2000美金还要出点头，很令学友们羡慕，他自己也暗自乐滋滋的。

　　可是他这乐滋滋的心境没多久便被一层雾霾所笼罩，而肇因恰恰是他梦寐以求的入籍。原来，只要是美国正式公民，老到超过一定的年龄且没有收入者，即有资格申请一笔称为"SSI"的社会补助金，每月将近900美元，由社会服务部门直接存入获准者的个人帐户。每个月毫不费力就能享受这么一笔养老金，对于任何一个上了岁数的移民来说都有如天上掉下来的馅饼，谁能无动于衷？贾先生入籍几天后，决然停止月薪远低于900美元的街头工作，立即启动了SSI的申请程序，并很快即告成功。然而等他醒过神来才发现，这天上掉下来的馅饼于他却是个烫手的山芋，因为他的SSI加上他太太的工资，略略超过两口之家的低收入标准，属于富人。按规定，富人的医疗保险需自己付保费，住房不能享受政府补贴，食物包之类的救济品无从领取，也不够申请普济电话的条件……他为此曾来老年公寓找我商量对策。面对美国的严谨法治，我实在是拿不出什么锦囊妙计，反倒是眼见我作为低收入者所享受的免费医疗，舒适的廉租房，每周按时分发的补助食品和幽静的居住环境，更给他增添了几分得不偿失的苦恼。

也不怪贾先生如此心绪难平。他和他太太虽不在低收入家庭之列，可是2000多美金去掉房租和医保两大项后，就只剩千元左右，再将交通电讯及水电煤气之类的常规家用一一扣除，吃饭就得精打细算了。比起身边一些原先对他羡慕不已，入籍后却能受到社会保障系统庇护的穷朋友来，实在是冤枉背了个有钱人的名，白受了抠抠掐掐过日子的苦。

去年秋后我回国闲游时，贾先生夫妇为了多少沾点美国社会福利的光，曾打算搞个假离婚，以便男方降入低收入阶层，可是到了真要办法律手续时，太太怕弄假成真，又死活不同意。我返美后在电话里听到贾先生的几通留言，都是希望与我再碰碰头。可是我反复与他联系却没个结果。最近才听朋友说，他觉得在这里活得憋屈，仗着身子骨还算硬朗，又到东部帮弟弟开餐馆去了。

为学贵在用心

朴先生是来自中国东北的朝鲜族移民，将近七十岁，动作灵活，顾盼有神，看上去也就是五十岁左右。

我第一次见到朴先生是在公寓的娱乐大厅里。那是几年前一个周三的晚上，舞迷们聚在一起跳舞的时间。我在人群中突然发现了一个陌生而又十分特别的身影，上穿黑绸衬衣，腰缠黑丝腰带，下穿黑长裤，脚蹬黑皮鞋，很有范儿的国标舞男士打扮，他就是朴先生。那天他初来乍到，人地两生，没有邀请女伴一起跳，只是找了个人不很多的地方独自小试身手。只见他胸微挺，臀微翘，舞步轻盈极富节奏感，双臂随之甩动甚是潇洒，完全是一派受过严格训练的架势。他的几招小试，让周围的其他舞者大开眼界，纷纷投去羡慕的眼光。我这个近乎舞盲的舞蹈爱好者，更因为公寓里来了这么一位可经常就近请教的舞林高手而暗自庆幸。

作为一个业余舞者，朴先生竟能如此身手不凡，我一直颇感惊异，不知他是如何练就的。直到一个月后，他几乎天天到我住房附近的过厅里打台球，我们逐渐有了一些接触，我才得知了个中的原委。原来他并不会打台球，是住进我们公寓之后才开始学的。初拿球杆，他几乎不会击球，可是他肯下功夫，先练站位步法，再练握杆姿势，然后练推杆动作，继而练瞄准要领，最后才转入练击球进袋。几个月后他跟我对局时，已具有让我这个练了五六年的老手绝不能掉以轻心的实力。我不由得夸他："你这套练球法很有专业味道，见效挺快。"他颇有感触地说："这玩意儿跟练跳舞差不离，一定要循序渐进，把每一个环节都练得心到手到，才能挥洒自如。急于求成，不但快不了，还会置下些很难改的毛病。"

朴先生还是一把钓鱼的好手。有次我俩闲聊，他很高兴地掏出手机向我展示他钓鱼的斩获。我惊奇地看到一张他双手将一条近一米长的大鱼提到胸口的照片，禁不住问他："你真厉害，有什么诀窍？"他很爽快地回答我："钓鱼，最关紧要的本事不在钓而在鱼。鱼是很敏感的水生动物，随着季节和天气的变化，它们的栖息之地，活动范围，活跃程度以及对食物的选择都会随之变化。若是对这些变化的规律一无所知，你的任何钓鱼准备都是无的放矢。"说到这里，他从书架上挑出几本杂志递给我，继续说："这里面都是有关钓鱼的基本知识，你下点功夫看一看，将来真要学钓鱼，选择时间，地点，饵料，和钓具时心里就有数了，剩下的事，就只是练练钓鱼的手感而已。"这时我恍然感叹道："你这人做什么事都讲究章法，所以总能出彩。"他笑笑说："也就是多用点心。一用心就会发现问题，并且想办法解决问题，这就容易见成效了。"

朴先生强调学艺要用心，确是一种很实际的体验。我从小学到大学读了十几年书，如今回忆起来，老师们苦口婆心地告诫学生，用得最多的正是用心二字。

相濡以沫

　　我的斜对面，住的是一对华裔夫妇，先生姓刘，太太姓柳。因是近邻，与我家多有往来。

　　柳太太年逾古稀却身板硬朗，动作麻利，而且乐观开朗，很有生活情趣。我并不知道她的准确岁数，交往中随我太太管她叫柳大姐。

　　不幸得很，刘先生几年前得了帕金森症，失去了好些生理机能，导致大小便失禁，起卧不能自理，走动十分迟缓，连穿衣服都相当困难。于是，护理员，卫生员，采购员，炊事员等一大堆重担便一古脑儿地压在了柳大姐的肩上。

　　如此沉重的压力，不要说年届七旬的老太太难以承受，即便是年富力强的中青年人也会为之发怵。可是柳大姐凭着对丈夫的至诚至爱，勇敢而坚定地担负起了这一切，全身心地投入了对老伴的照料，扶持和看护。一日三餐，她变着花样给他做可口的饭菜，还要额外配制一些营养品为他补身子。一天数次，她带他到楼下的花园里锻练，陪他到街上蹓弯儿，领他在弯弯曲曲的楼道里慢步，或是一起参加公寓里组织的文娱活动。晚饭后，她为他按摩，拍打，泡脚，捏脚趾。夜间，她还得一次次爬起来帮他换尿不湿，清洗溢流出来的排泄物。最扰人的一夜，她起床多达八次。可以毫不夸张地说，柳大姐每天都将自己的全部精力与心智花在了刘先生身上，没有周末，没有节假日，也看不到尽头。

尤其难能可贵的是，柳大姐很清楚丈夫的病是医学界公认的世界难题，多少达官显贵在它面前都束手无策，她却满怀希望地面对它，毫不气馁，毫不退缩。为了不让丈夫失去任何救治机会，她到处求医问药，哪里传来有关信息就往哪里奔，绝对不辞劳苦。为了能给丈夫作些力所能及的辅助医疗，她钻研针灸，艾灸，按摩，推拿，拔火罐等技法，每天亲自为丈夫下针砭。她相信血气运行畅通对任何病人都是有益的，便找名师学气功，然后回家跟丈夫一起修练。她说过一段令我深为感佩的话，大意是"只要有一线希望，我就全力以赴去为他争取，这就是我晚年生活的核心所在。"

柳大姐毕竟也垂垂老矣，旷日持久的超负荷运转，经年累月的体力透支，终于两次击倒了她本来充满活力的不败之身，使得她不得不呼叫"911"求救，一次是她鼻血久流不止，一次是她晕得天旋地转无法自持。可是一缓过劲来，她又好像什么都没发生，一如既往地为丈夫尽心尽力，没有一丝一毫的怨艾与迟疑。是的，人世间并不缺乏恩深入骨的终生伴侣，然而能把患难夫妻间的相濡以沫演绎得有如柳大姐这般纯真又如此深沉的，殊属罕见。

我对柳大姐的际遇深表同情，也很感谢她为我们树立了一个令人感佩的好榜样。

与病魔抗争

　　傅老先生是我在老年公寓里的近邻，同住四楼，相距不过二十米，熟得很。

　　好像是十年前，我们两家前后脚搬进这座公寓。他比我大八岁，但比我显得精神，也健谈，还爱侍弄iPad和手机之类的时髦玩意儿，我一直觉得他的脑子挺好使。可是几年后，不知怎么他就出现了帕金森综合症的征兆，走路不大稳，口水明显增多，说话也不太利索了。不过还算轻微，对日常的吃喝拉撒影响不太大。

　　帕金森综合症是世界级难题，多少条件优越的社会名流或亿万富翁都无法摆脱它的折磨，大多数患者都只能听天由命地捱向生命的终点。傅老先生却是一位不轻易向命运低头的另类。他觉得以目前的医学水平，药物治疗遏制不住帕金森综合征的发展，任其发展又肯定是很快恶化，何不振作起来，调动自身的积极因素与病魔抗争一番！老先生抗争之道很简单，也很实在。他说："这病引起的主要麻烦就是肌肉僵化，让人动作不协调，我就尽量多活动，让肌肉经常处于使用状态，我不信对维持它们的生命力和灵活性没有一点帮助。"

　　傅老先生是个做事相当认真又能持之以恒的人。下定了抗病自救的决心后，他强制自己每天至少要进行两次肢体锻炼，一是早晨做操，一是下午走步。早晨做操就是跟十几个邻里朋友一起进行晨练。晨练包括两个部分：先打两次二十四式简化太极拳，舒筋活络；再跳半小时排舞，协调动作。老先生练得非常投入，不但绝不无故缺席，每到周末别人都休息两个早晨时，他还会独自带上小录放机，按时出现在晨练场地，跟平常一样随着音乐节拍活动四五十分钟。下午走步常是在公寓内围着花园转，历时约半小时。单独出马的情况不多，老伴怕他偶有闪失，往往结伴而行。老先生告诉我，这半小时的走步很有好处，不光能舒缓腿脚的僵化，走累了，晚上还容易入睡。

除了做操和走步，傅老先生还有一招也对稳定病情颇有裨益，那就是保持乐观的心态。这么做，他也是有依据的。他细看过很多有关帕金森病的资料，知道这种病并非直接杀手，很多患者失去生命其实是它的并发症造成的，而豁达乐观正是遏阻并发症不可或缺的一环。为了不让自己老是沉浸在凄凄切切的郁闷之中，他尽可能地参加一些自己力所能及的活动。晨练中的排舞经加工成文艺节目上台演出，他是其中的一员。湾区的学生文艺队每两个月来公寓表演一次，他次次观看，还把一些精彩的场面用手机录下来，以供日后欣赏。有回他跟一伙邻居乘公交车去很远的一个城市领取免费食品，不少人以为他太过节省而轻视了健康，其实他主要是为了跟大家一起说说笑笑，让自己轻松愉快。

傅老先生的这些积极措施果然有效，六七年过去了，他的病情并没有明显的恶化。邻居们都说，他很快就满九十了，以他目前的身心状态推估，将来向百岁冲刺也未必是奢望。

真人不露相

　　秋雯姐在这个老年公寓与我为邻已近十年，还曾是我在英语自学小组的同桌，可是她不苟言笑，不事张扬，在很长一段时间里都没给我留下什么特别的印象；只是最近几年接触多了，才越来越让我刮目相看。

　　最初让我有所感触的，是她的办事态度。大约五年前，她开始负责我们公寓华人居民联络组的资金保管。一次会上有人问她，联络组还有多少钱可资助公寓的春节联欢会。她从从容容地翻开随身带着的小账本，一五一十地将一年来各项收支的金额，事由和承办人念出来，最后告诉大家，还结余近700元可以支配，数字精确到几角几分。听完我不由暗暗赞许：这可真是个拿事当事的人，把一本并不需那么正规的流水账做得这么一丝不苟！

　　第二次让我颇感意外的是她的英语应对能力。前年中秋节，居民联络组安排她跟我一起去给公寓食堂的员工送月饼。那些员工全都不懂中文，所以一路上我都在嘀咕，不知怎么跟人家沟通。没想到一进食堂，找到管理员，秋雯姐居然能跟人家你一句我一句地把事情说得清清楚楚，让那位胖胖的管理员笑容可掬地连连道谢。亲睹这一幕，我真有点惭愧。几年前跟我一起自学英语时对话能力还与我不相上下的秋雯姐，竟不声不响地把我甩下了整整一条街！

如果说前两次的发现只是让我略感意外，最近的一次见识就让我打心底折服了。那天下午，我去近邻朱老太太家打听点事。进得门去，只见秋雯姐正一手拿梳子一手拿条剪给朱老太太理发，那身行头，那副神态，很有些专业味道，看得我都傻了。朱老太太见状，忙进一步宣传："秋雯不光会理发，还擅长缝纫，改衣服尤其有绝招！"老太太的这一宣传让我喜出望外，赶紧乘机把自己有条裤子太肥没法穿的苦恼透露出来，并请秋雯姐帮忙。秋雯姐抿嘴一笑，爽快地答应了，而且在第二天下午就把裤子改得我一万个满意。我不禁惊叹，处事如此低调的一个人，怎么就不显山不露水地练得浑身都是功夫！

不过最让秋雯姐赢得口碑的，还不是她的技艺，而是她乐于为公众服务的热忱。我们公寓里住的全是已届风烛残年的老者，每天都有十几号人要去医院看病，而公寓里的专用车下午一点就收班，总会有个别想看病的人遇上交通问题。这时，秋雯姐的私人座驾往往就成了有求必应的义务应急车，随叫随到。初次听一位邻居说这件，我还一脸的错愕，说："她会开车吗？我怎么从来没有见过？"对方笑着说："你也太目空四邻了，我几次去医院急诊都是她开车送的，还能有假！"当事人作见证，我无可置疑，不得不由衷地赞一声：秋雯姐哟，你确实是真人不露相！"

可亲可敬一大哥

王亚杰老先生跟我住在同一座老年公寓里，是往来较多的亲密邻居。他今年八十有八，整整大我十岁，所以我总管他叫王大哥。

不过我这样称呼他并不完全因为在年龄上他当之无愧，还在于他为人热情真诚质朴，常让我感到分外亲近。

王大哥擅长书法，尤工近似宋徽宗赵佶的瘦金体楷书，功力十分了得。但他从不故作高深，慕名者向他求墨宝，他一概有求必应，所以好些邻居家里都挂有他的作品。他在书艺方面对我的提携更是用心良苦。我练草书时他送我一本草书字典，我改练行书时他又赶忙送我一本行书字典，让我练起来有所本有所依少走弯路。逢年过节公寓里请他书写楹联条幅之类的装饰品，他总会设计出一部分草书内容让我来完成，为我提供历练机会。每念及此，我总会感慨系之。

王大哥言语不多，情感都表现在实实在在的行动上。有年夏天我帮他们老两口装了几盏日光灯，安装中他见我额上沁了些汗，就赶紧拿出冰淇凌给我吃。大概是发现我对冰淇凌蛮有兴趣，三天后灯全装完了，他买了大大的一盒冰淇凌送给我，说什么也不许我拒绝。这还不算完，装完灯后的那个周末，他又跟老伴带着女儿请我和我太太一起去餐馆吃饭，他知道我见了肉就放不下筷子，点了满满一桌菜，几乎盘盘都以肉为主，好像是下决心要让我痛痛快快地解一回馋。

王大哥与病魔搏斗的乐观顽强尤其感人。1984年，他还在乌鲁木齐工作，因贲门溃疡做了一次切除手术。没想到医生操作失误，致使铆合创口的一颗银钉没按牢，脱落了，竟给他留下了无穷的后患。先是整整七十天的高烧昏迷，医生不得不再次打开胸腔和腹部，翻肠倒肚地搜寻银钉。其后，这地毯式地搜寻又接二连三地引发了胆囊炎，盲肠炎，前列腺炎和肠梗阻，全都动了刀子。特别是肠梗阻，突发八次，前四次都是剖开腹部，把肠子全部搬出来，将堵死的部分一一剪除；后四次，那肠子已经剪无可剪了，医生用管子将他鼓得满满的肚子抽空才挽回了他的生命。然而八次大手术，次次都伤元气，原本很健壮的老大哥熬干了，终于被折腾得只剩四十几公斤，瘦得完全脱了人形。值得庆幸的是，王老大哥挺住了，顽强地活下来了，而且活得很精神，依旧那么执着于他的书法艺术，仍是满怀真情地关怀自己周围的人。王大哥，值得我敬佩，也值得我学习！

邻家女儿

　　我住的是老年公寓。邻里中，有一对年近九十的老夫妻，都差不多长我十岁，我管他们叫大哥大姐。

　　大哥姓王，谦和斯文，大姐姓朱，开朗乐观，两人每天推着助步轮椅双进双出，真的是很令人羡慕的白头偕老。两老育有一儿一女，儿子远在美东一所知名大学工作，难得有空来湾区探望双亲；女儿就住在我们这个城市，常来照顾父母。我为了学习书法与汪大哥多有过从，所以对他女儿有些大略的了解。

　　他的女儿叫晓雯，待人处事极有教养，对长辈尤其尽心尽意。平时不论多忙，总要抽空给父母送些新鲜蔬菜和水果来，每到周末，还专门开车把两位老人接到合口味的餐馆美美地享受一顿。不只是吃喝，父母家里需要的任何用品她都想得到，备得齐。朱大姐曾一脸满意地对我说："女儿孝顺，我和她爸什么心都不操，轻松得不知怎么打发日子！"

　　晓雯除了在物质方面对父母照顾得无微不至，还尽力创造条件活跃他们的精神生活。她也在高等学府工作。学校每年都有几次大型的文艺活动，几乎每次她都带他们参加。有次是京剧演唱，有位从国内来的京胡高手为所有的表演者伴奏，她硬是把八十多岁的老妈和几个戏迷朋友鼓动上台，唱了一曲《沙家浜》选段。老太太唱完高兴得不得了，直夸："伴奏者确实身手不凡，你怎么唱他都能配合上来。这也多亏女儿的使劲撺掇，让我们好好过了把戏瘾！"

我与晓雯的接触并不多，但有一次给我留下的印象极深。那是十来年前，我帮她爸爸妈妈在起居室的墙上装了两盏日光灯，她执意要请我吃饭以表谢忱。她的一片真诚让我觉得实在是却之不恭，便随同她和她的爸爸妈妈一起去了一家中餐馆。席间，她荤荤素素点了一大桌菜，然后对我说："邓叔叔，您这么大的年纪还爬高上低地帮我爸妈装灯，太感谢了。我爸说您特喜欢吃肥肉，我专门为您点了梅干扣肉和扒肘子，您慢慢用吧！"这顿饭我吃得又高兴又感动，高兴的是满满一大桌佳肴让我大快朵颐，感动的是晓雯对我这个饕客的照顾比我自己的孩子还有过之。

这顿美餐也明显促进了晓雯与我的思想交流。几天之后，晓雯开始开始通过电子邮件跟我进行笔谈。她是一位虔诚的佛教徒，谈的内容多与佛教有关。先告诉我信奉佛祖净心养性对人的种种好处，然后好几次跟我分享她的学佛心得。大约过了两周，她还诚心诚意地劝导我尽量不吃荤腥，说动物是有灵性的，当它们被宰杀时，一边哀伤地流着泪，一边在体内分泌一种特殊物质，人吃了这种物质对身体是不利的。我不信佛，也从未听说动物遭难时的可怜反应，但是我一点都不怀疑她的慈悲心肠。而且，我还颇怀歉疚地意识到，那天她为了替父母表达对我的感激，让我美美地享了一顿口福，她的内心一定饱受了一场难言的煎熬。

钟点工小陶

前年年底，我和老伴都患上了癌症，而且都动了切除手术，生活自理能力明显减弱，就雇了一个由州政府付薪的钟点工帮忙。这位钟点工姓陶，比我女儿还小几岁，我们昵称她小陶。

小陶有三个孩子，前两个是男孩，都已入学，最小的是女儿，叫妞妞，出生才三个月。一家五口，花销不小，只靠丈夫一人支撑，手头有些紧，所以小陶希望有份轻闲点的工作，既能兼顾孩子，也有些收入。

小陶刚来我家上班时，妞妞还能拿个小玩具，坐在婴儿车里待比较长的时间。实在待不住了，小陶就用一方四角缀有布带的花包袱把她绑兜在背上，一边干活，一边给她哼小曲。小家伙的小脑袋和小胳膊小腿都伸在包袱外，胸部贴着妈妈的背，感到特别温暖，见有人逗她就偏着头咪咪笑。我瞧着妞妞老被绑得紧紧的，没什么活动余地，太难受，就建议小陶把孩子放下来，让她在床上来回爬，我在一旁看着。可是小陶执意不肯，说："叔叔，你不用担心，我在家做五个人的饭也总是这样背者她。"其实她是看我刚动大手术不久，怕我累着了。

小陶是山西晋城人，有着北方人的质朴与坦诚。因为我和老伴曾在山西大同工作过二十多年，她一直很亲切地把我俩看作半个老乡，经常做些韭菜盒子，芝麻饼，葱油花卷之类的北方饭菜让我们调剂口味。周末该休息了，她就常常在星期五那天超时帮我们做一大堆可以存放几天的面食，让我们周六周日都有现成的饭可吃。小陶为人厚道，对人体贴入微，我们对她充满感激。

生活在美国，我们有两件事颇感不便，一是要跑很远去中国超市买菜，二是常常得到社会福利部门去接受种种核查。小陶来我家当钟点工，就兼当了司机与译员，不论去哪，随叫随到。妞妞离不开她，她就把妞妞拴在后排小摇篮里，随车到处跑。孩子有时难受，哭得一嘴鼻涕两眼泪，我们很是过意不去，小陶总是一边替孩子擦拭，一边笑着说："她躺久了，也该哭几声运动运动。"从没什么怨艾。

小陶的父亲死于肺癌，她怕影响我的情绪，甚少提及此事。有一天，我谈到吃补品的问题，说："我倒是有点小小的储蓄，可是灵芝孢子粉太贵，我那点储蓄恐怕支撑不了几天。"她赶紧恳求似地说："叔叔，生命要紧，您先买来吃吧，钱花光了，咱们再想办法！"那急切的神情，很像是害怕再失去一位长辈。一个临时来我家服务的钟点工如此善良，我感慨万千。从那天起，我把她看作自己的女儿。

大约半年后，妞妞开始学走路，不愿坐婴儿车，也不要妈妈背，只想扶着床沿左摇右摆地迈步。不料那天刚放手不久，她就一头栽到我家茶几的一个角上，小脸蛋碰出血来，疼得大哭。我们都意识到孩子已到了一刻也不能离人的时候，小陶只能停下工作在家做专职妈妈了。

第二天，小陶再没有来我家，我的屋子一下显得那么空寂清冷，我和老伴都若有所失，就好像二十多年前在北京，闺女漂洋过海到美国留学，远离了我们。

祥哥其人

祥哥在我们这个老年公寓里属于少壮派，大部分人都比他年长。人们爱称他为哥，一是因为他人高马大，形象上就有些当大哥的架势；二是因为他处事既热心又沉稳，气质上也颇有些能为众弟兄出力主事的大哥担当。

可是祥哥实在是太忙了。两个孙子一个念小学一个上学前班，天天需他接送；太太每天去体育馆游泳，赶不上合适的公交巴士他得赶紧开车侍候；为了不中断多年坚持的乒乓球健身，他不得不经常跨过几个小城市到一家老年中心找旗鼓相当的球友挥拍激战；学英语更是壮心不已的华裔移民的当务之急，只要找到了可自由参加的学习班，跑多远的路他都在所不辞；最缠手的当然是一家六口的一日三餐，餐餐都不能太过马虎，虽是老夫老妻密切配合共同完成，那也得拿大量的时间与精力来对付。不过老年公寓里的少壮派毕竟也是年逾古稀的人了，平时天天在儿子家当住家保姆的老两口，每到周末也不得不回到公寓里歇口气。就这样，忙得像城际飞人似的祥哥还忘不了按时参加公寓里的义工服务，每月两次向居民发免费食物，绝对少不了他忙碌的身影，而且总是扛大头的主力。

如此忙碌的祥哥还有一个总也放不下的爱好——摄影。逢年过节他都会提着他那部一般人玩不起的高级相机在联欢场合摄影记者似地抢镜头。大约是六年前，他参加了公寓里自办的工艺展，人们看了他曾在杂志上登载过的十来幅摄影作品，无不惊叹他不是专业胜似专业。有意思的是自那以后，公寓里竟掀起了一股照像热，自觉去日无多的夕阳老者们排着队请他为自己留影，不为眼下，是想百年之后，子孙后代将来追怀时能看到一个精神一点的先辈。祥哥被老邻居们的充分信任感动了，不但有求必应，还十分卖力地满足大家的期盼，拍照时不厌其烦地寻找最佳瞬间，修改时精益求精地反复琢磨，最终出手的全是上品。不少人原打算拿到照片后就藏入箱底，待到那个最后的时刻再翻出来托付给后人，一看照得太有艺术感了，赶紧把它挂在房间里最显眼的地方，天天眯着笑眼自赏自乐。

　　尤其令人称道的是，祥哥为人十分低调。记得他刚住进来不久，打听到公寓里有个合唱团，每周四集体活动一次，便跟太太一起参加。在团里，两人不显山，不露水，每次都盯着歌片认认真真地跟着大家一起唱，直至他们有了第二个孙子忙得退出了合唱团，人们还以为他俩不过就是团里的"吃瓜群众"。孰料几年过去了，就在几周前的一次公寓春节联欢会上，祥哥不知是被谁撺掇着上台独唱了一支歌，那韵味十足的男中音竟然雄浑深沉得动人心魄，就像是从哪个文工团请来的大牌，让深感意外的邻里们掌声雷动。我琢磨了一下，这掌声非同一般，一半是对他出色表演的赞赏，一半是对他才艺非凡却又绝对不事张扬的钦佩。

师从电脑烤火鸡

感恩节过后不久，朋友送我一只掏洗得干干净净的火鸡。他说："你们家人多，我特地为你们挑了一只大的。"情意浓浓，我深感却之不恭，不好意思也还是笑纳了。

可是那火鸡也太大了些，朋友走后我提了提，估计不下二十磅，让我不禁犯起愁来。不过我愁的不是能否吃完它，而是太难料理，特别是它的那一大堆胸脯肉，怎么做我都觉得像是干棉絮，真个是食之无味弃之可惜。

就在这时，儿子下班回来了。他见我瞅着火鸡皱眉头，不免打问一番，然后笑着说："别急别急，让我来试着烤一回。"儿子是个对烹调很感兴趣的人，可是此前还从没接触过火鸡，想也确实是希望借此机会做点探索，我便很高兴地顺水推舟，说："那好，这任务就交给你了。"

儿子很痛快地把任务接了下来，倒也不是凭空逞能，而是他自有一个既简便又挺管用的万应法门。其做法是不论遇上什么棘手的事，先打开电脑，寻找解决问题的要点；再开上车去商场购买所需的工具或原材料，然后逐条逐条地落实电脑的指示，直至最后成功。去年春末他移居美国，旧业无用武之地，一切从头开始，正是利用这种又便捷又可靠的办法学得了几样本事，揽了不少帮人家修水管，刷墙面，安装电路，更换门窗之类的营生，为在异国他乡立足谋生摸到了些许门径。此刻，一只火鸡摆在他眼前，自然难不倒他，何况他本来就是我家厨房里的一把好手。

儿子还是个遇事不过夜的人，当天晚饭后就通过电脑把烤火鸡的步骤弄了个一清二楚，又匆匆忙忙上街买回了所需的各种调料，还赶在睡觉前在火鸡的里里外外抹好现炒的盐、胡椒和花椒粉，对它进行四十八小时的腌制。火鸡太大无法放进冰箱，他就将它裹上保鲜膜装入一个大盆里，再搁在稍稍打开的窗前，以保持持续低温。

火鸡腌好后，还得做进一步调制。基本步骤是：用开水浇火鸡外皮，往鸡肉里注射汁液，在鸡皮上刷些黄油炒好的百香草，撒些盐和黑胡椒，再将洋葱，胡萝卜，柠檬和柑橘之类的果蔬塞进火鸡腹腔，然后将火鸡的腿和翅膀捆住。为确保首战告捷，我儿子做这些事还真是一丝不苟。

入炉烘烤是最后一道工序。按照二十磅火鸡的要求，儿子将备好的火鸡罩上锡箔再放进已预热到450华氏度的烤炉里，烤了足足四个小时。锡箔避免了热辐射的直接灼烧，烤好的火鸡颜色金黄油光放亮，入口滑润久留余香，一点也不亚于曾经享受过的火鸡大餐。

我们一家人在感恩朋友的馈赠时，也庆幸儿子赶上了科学技术突飞猛进的好时代，网络上无所不包的信息传播为他提供了一个取之不尽的知识宝库，大大地强化了他的生存能力，也让我们这些白发苍苍的"八零后"跟着沾光。

耄耋种菜人

　　她的名字很美，叫上官秀雅；人也热情开朗，颇具亲和力。许是投缘，我们搬进老年公寓成为她的邻居不久，她就跟我太太一见如故成了十分要好的朋友，经常打电话约我太太去她那里拿些自种的青菜回来尝鲜。可是有很长一段时间，我虽与她也偶然相遇，却从未交谈，所以始终没弄清楚正是她常让我不劳而获地吃到新鲜蔬菜。因为这，我与她还闹过一场笑话。一天下午，门铃响了，我把门打开，只见一位面善却不知姓名的老大姐递过一个饱鼓鼓的塑料袋，老熟人似地说："刚摘下的，我都洗过了，赶紧吃，不然容易烂掉！"我不觉一愣，一脸疑惑地说："真对不起，我还不认识您，您贵姓？"老大姐爽朗地笑了："哈哈，你吃了我两年多的菜还不认识我，该不该打？"她的话让我不好意思得无地自容，只好连连道歉。从此，她打电话到我家，我一问"您哪位？"她就笑着说："我是你不认识的人。"

　　上官大姐种菜已有十多年了。她的菜地约有50平方米大小，是从社区服务部门租来的，位于市图书馆附近的一个比足球场还大的公共菜园里。随着地皮越来越贵，菜地的租金与年俱长，已从当初的每年三四十美元涨到了现今的二百三十多美元。不过老大姐毫无洗手退租的意向。她说："这么多年来，这块地跟我相依为命，甘苦共尝，我付与它汗水和辛劳，它回报我丰盛的收成，我提升了它存在的价值，它充实了我的晚年生活。我们谁也离不开谁！"

确实，十几度春去秋来，上官大姐对她的菜地作了全身心的投入。每年，她有近一半的时间风里来雨里去，在菜地里辛勤劳作，而且事事扎扎实实，有板有眼。她翻地深，除草勤，施肥科学，浇灌适时。她整枝，疏密有致，通风良好，光照充足，挂果多。她扎瓜果架，行列井然，高低适度。沉甸甸的果实压不垮，风吹雨打倒不了。蔬菜生长旺季，活路多，时间紧迫，她像个一辈子只务稼穑的老农，日出而作，日落而息，连午饭都只是带点简单的便当在地头凑合。她最深切的体会是：跟土地打交道绝不可偷奸取巧耍花枪，你怠慢它一时，它耽误你一年。

功夫不负有心人。上官大姐胖手胝足的劳累换来的是一茬接一茬五颜六色的各种果菜。收获量太大，她根本吃不完，大部分都送给了邻里朋友。最近她特地送给我家一个很罕见的新品种绿皮瓜，西瓜般的圆乎乎，又满是密集的大小环纹，俗称鱼翅瓜。我把它料理成清汤佐餐，果然酷似鱼翅汤，鲜美至极。老大姐说她就喜欢大家分享她的劳动成果，看别人吃她种的菜津津有味，比自己吃还开心。

比较而言，上官大姐种菜最可喜的收获是她得到了健康。早年的她体质并不很好，可是十多年如一日地把体力劳动作为晚年生活的主要组成部分，让她腰不弯，背不驼，说话中气十足，走路步履稳健，毫无老迈之态。我一直以为她只大我两三岁，听说她两年前就已年届八旬，我又惊异，又羡慕，真想也去租块菜地来强筋壮骨。

梅嫂的夕阳岁月

在我们这个小区里，梅嫂是个精力充沛得不像老人的老人，成天忙叨叨的，总也停不下来。而且她有个好习惯，忙什么都不忘节俭二字。

第一次给我留下这个印象是在六七年前她刚搬到我家附近不久。有天早晨，我见她推着一辆婴儿车行色匆匆地要出门，问她是不是去儿子家看孙子，她回答说是去农贸市场买菜。我又问她买菜为什么推婴儿车，她笑着说："孙子都快念中学了，婴儿车还好好的，儿子要扔，我舍不得，就拿它当购物车使。"我仍不解地说，去农贸市场有必要这么早吗，她压低嗓子告诉我，有个墨西哥人的摊位价格相当便宜，去晚了好一点的菜就没了。这次偶遇让我不由得眼前一亮，这大嫂还真是一把持家的好手！

相处久了，我发现梅嫂的缝纫功夫也很不一般，使起她的那台电动缝纫机来就跟在哪家成衣厂打过几年工似的，又利索，做出的活又有看相。难能的是她还真让自己的这一技之长发挥了旁人想不到的作用。有一段时间她常跟大伙一起去逛车库市场，不是为淘宝，而是专买人家处理的衣服，只要是料子好颜色合适的，不论大小都要。原来，她是以跟白捡差不多的价钱把那些衣服买回来再进行翻改，让家里的大人小孩儿都穿得又经济又美气。

梅嫂虽然总在为吃饭穿衣苦心操劳，却不是个两眼只盯着锅碗瓢勺针头线脑的人，她对唱歌跳舞也蛮有兴趣。社区里的老人们每天清早聚在一起晨练，她听着一支支曲子跟大伙一起跳排舞，跳得有模有样，一跳就是十多年。后来我也参加了他们的晨练队伍，发现在大伙配合舞曲呼喊节奏时，她洪亮的高八度真有响遏行云的威势。前些年小区里的一帮歌咏爱好者组织了一个合唱队，每周按时集体活动，她也积极参加，练唱之用心，绝对首屈一指。就凭这，逢年过节她都能登台露一两手。她说了，上了岁数，唱唱跳跳不在水平高低，图的是那份乐呵！

梅嫂还有更令人艳羡的一招，就是她的爱情保鲜术。她的先生文质彬彬不大爱说话，跟人交往不多，忙得像只旋转陀螺的她，却能每天晚饭后一只胳膊搭一件绣花背心，一只胳膊挽着先生，有说有笑地出去散步，安安怡怡地到小公园抵肩闲坐，甚至有人曾在僻静处见他们俩卿卿立顿我我来点恋人般的小浪漫。

衣食节俭，兴趣广泛，双宿双飞爱不够，梅嫂的夕阳岁月朴实，自在，温馨，就像一支曲风悠扬而甜润的歌。

洒向人间都是爱

上周六，朱秀珍大姐因患肺炎被病毒夺去了生命，享年八十一岁。她走得太突然，公寓里的邻里都深感意外和不舍，很多生前好友都参加了为她举行的追思会。我和我太太也怀着极大的悲痛跟大家一起去向她做了最后的告别。

实事求是地说，以前我对秀珍大姐的了解并不深刻，只知道她是个和蔼可亲的好人，是参加了这次追思会才形成了一个比较明确的概念——她为人低调，不做不切实际的好高骛远，充满爱心地做好一个普通人能做的一切。

秀珍大姐的本职工作是教书育人，她在清华大学的一个学生实验室里执教几十年，可谓桃李满天下。她的一位同事在追思会上深有感触地说："朱老师是怀着满腔热情工作的。她辅导学生耐心细致，一丝不苟。有些实验时间很长，光站在那里都很累，她也绝不找个什么由头休息片刻。怕学生误了吃饭时间会挨饿，她还常把自己做的食品带给大家分享。学生接受她的辅导，总能感到一种母爱般的温馨。"

在家里，秀珍大姐是吃苦耐劳的贤妻良母。为了让同在清华执教的丈夫能专心致志地钻业务，出成果，她把洗衣做饭清扫房间之类的家务全都包揽下来，天天从学校到家里忙得团团转。为了培养两个儿子成才，她把自己变成了永不休假的家庭教师，为他俩的学业呕心沥血。他的大儿子追思时含着泪花说："我和弟弟念小学和中学时，家里已有电视，但平时是不看的。每天晚上妈妈一料理完家务就又挺起精神坐在我们俩旁边，陪着我们学习，一直到我们学习完上床睡觉。我们能在美国学有所长，成家立业，跟妈妈的慈爱与引导是绝对分不开的。妈妈的养育之恩我们永志不忘。"

追思会结束后，秀珍大姐的遗体将随即入土为安。正当棺木被推出教堂之际，一位老太太骤然爆发了撕心裂肺的嚎啕大哭，让周围的追思者甚为感动。原来，那老太太是秀珍大姐的亲家，十多年前，俩人曾合租一套住房一起生活了一段时间。其间，年岁稍大的秀珍大姐对亲家情同手足，照顾有加，吸尘抹屋抢着干，买菜做饭一手包办，尤为难能的是即使亲家有时在言语方面有失分寸，她也能极尽理解和包容。如今秀珍大姐溘然西归，亲家一下子失去了精神上最可靠的依傍，痛感自己对大姐的亏欠太多又永远无以为报，遂致极度悲伤，难以自已。

秀珍大姐不光对自己的家人和亲戚恩重情深，对一些既不沾亲又不带故的邻里朋友也同样充满爱心，谁需要帮助她都会热情地伸出援手。公寓里常有专车送居民到超市购物，她每次跟车出去都会买一大堆东西回来，再精心做出可口的菜肴，送给有需要的人品尝。住在她对门的欧阳老大姐行动很困难，可是她这次拖着病体参见了追思会。她说："我有一段时间没请到钟点工，每天都是秀珍帮我做好饭，送到我的餐桌上，说什么我也得来送她最后一程。"

细数秀珍大姐勤勤恳恳的一生，洒向人间都是爱，令人敬仰。她的懿范，将是我们永远的追怀。

吴老大姐轶事

二十多天前，九十四岁的吴老大姐因胰腺癌驾鹤西去，我很伤心。在我和我太太的老年朋友中，老大姐是一位很有学养的长者，很多情景令我们想起来就感叹。

吴老大姐开始与我们两口子交往是十五六年前的事。那是一个周三的上午，我太太跟几个朋友一起去本市的一家以华人为主的老年活动中心凑热闹，见几个老太太正围坐在一起学穿珠珠，便站在一旁套了几句近乎。其中一位头发银白的老太太听出她是一把穿珠珠的好手，赶紧虚心求教，还请她以后每周三的同一时间都去那里对她们进行指教。这位银发老太太就是吴老大姐。

后来的事竟让我太太大为惊讶，当年已将近八旬的吴老大姐，没出两个月就拿出了自己的一大堆学习成果，有神气活现的小猫，有慈祥可爱的圣诞老人，有玲珑华丽的手提包……最能体现她学得深入踏实的则是她把穿珠珠的基本套路归纳得一清二楚，还把哪个作品需几种珠珠，每种珠珠要多少，都记得颗粒不差！太太怀着敬佩的心情跟我说："老大姐不愧是在金陵女子大学接受过实验训练的，事事讲步骤，重数据。"

我跟吴老大姐同在一个教会，常有机会碰在一起。我印象很深的是，两年前在基督徒的一次团契聚会上，她自告奋勇为大家安插了一个智力活动——她逐一念出十来条谜语让在座的猜，猜中者可得一份她自己备好的奖品。难能的是她选来的谜语一条比一条精妙，谜底一揭晓，人人都拍案叫绝；而且她主持这个自编的节目，热情饱满，声音洪亮，一点也看不出她是一位九十二岁高龄的老者。就因她这令人惊叹的壮心、热烈的掌声；并让我马上想起了我曾向她借书的事。我借的是两本有关古典诗词的书。老大姐把它们装在一个新新的塑料袋里交给我，说："你看多久都行，只需记住还给我时还是用这个塑料袋装着，我爱读书，总想保持它们的干净和平整。""腹有诗书气自华"，怨不得偌大年纪的吴老大姐还能自编自导自演一个十分出彩的谜语节目。

二〇一四年，吴老大姐年届九秩，二十多位邻里朋友买了一个又大又精美的蛋糕，聚在一起为她庆祝九十大寿，我和我太太均在其中。为了表达对老大姐的敬意，我很用心地草书了一个寿字嵌在镜框里作为贺仪送给她。老大姐非常高兴，抚摸着镜框对我说："你这个寿字写得精气神十足，还难为你专门用撒了金粉的红纸写它，我一定好好保存。"

老大姐没有食言，此后她来回换了好几次住的地方，从不忘带着它挂在自己的床头。如今老大姐与世长辞，已是人去室空，我一想起那孤寂的寿字，心中的悲戚便油然而生！

走好，卡琳娜

几天前，我的紧邻卡琳娜老太太溘然走了。她是我唯一的俄罗斯朋友，失去她，我十分难过。

卡琳娜于上世纪前苏联瓦解后，以难民身份随着儿子来到美国。不曾工作，靠政府救济生活，虽无冻馁之忧，却是有些清寒。公寓里其他逝者的身后遗物往往能让邻人们进进出出挑拣好半天，她的那点家当却简陋得无人问津。

我不知道卡琳娜是何时搬进这座老年公寓的。二〇〇八年年底我入住到她的紧隔壁时，她是第一个向我表示欢迎的邻居。那时，她看起来还很壮实，甚至常让我想起苏联电影《静静的顿河》中那位漂亮而又活力四射的女主人公阿克西尼娅。可是不久，她的呼吸系统就出了问题，走起路来步履蹒跚，一下子衰老了许多；而且病势急转直下，一年多后即不得不一出门就推着步行扶手椅，走走停停，停停走走，与我脑海中的第一印象判若两人。

由于语言方面的阻隔，我与卡琳娜的交往并不多。只有一次，她洗手间的灯泡坏了，请我帮她换了一个新的。也就是这一举手之劳，让她对我久久心怀感激，除了当下就回报了我一盒巧克力糖，每次在院子里见到我都会热情地打招呼，并不时把她分得的一部份果蔬用塑料袋装着不声不响地挂在我的门把手上。有一天，她还颤颤巍巍地把我领到她家，将一件成色很新的浅咖啡色风衣送给我。那风衣做工极为精细，款式也很时尚，可是我实在是觉得受之有愧，便婉言辞谢。老人家马上显出一脸悲戚，看着我说："你若不要我会很伤心！"弄得我只好赶紧笑而纳之。

卡琳娜的和蔼友善还曾化解了我的一个成见。我在英语补习班进修时，任课的美国女教师为让大家都有机会坐到中间位置，每到周一就让所有学员都向左移一个座位，最左边的那些学员则坐到最右边去。有个周一，一位坐在最中间的俄罗斯矮个男子迟到了，他本应按例左移一下，坐到已为他留下的空座上去，可他偏要耍横，硬挺挺地站在他原来的座位跟前，凶光毕露地盯着按规矩坐在那里的墨西哥女孩。任课女教师很客气地向他作解释，他竟充耳不闻。那墨西哥女孩为顾全大局，只好苦笑着把座位让给了他。这件事让全班同学都看不下去，也给了我一个"俄罗斯人蛮不讲理"的坏印象。可是跟卡琳娜相处久了，我渐渐意识到自己也失之武断，其实那矮个男子只是个另类，并不具有普遍性。

风烛残年中的卡琳娜，不仅日子过得清寒，心境想必也颇为孤苦。最后这一两年，她已缠绵病榻不怎么出门走动，却很少见亲人来看望她，只由一个会说俄语的保加利亚妇人照料着。这妇人心地并不坏，可是缺乏最基本的护理修养，动不动就跟她大声叫嚷，我在隔壁都听得揪心。一个病入膏肓的高龄孤孀，说一句话都得歇两三口气，哪里受得了这般委屈！如今她走了，应该说是一种解脱。

走好，卡琳娜，愿你在天国安享喜乐！

情同手足

　　二〇一二年年底，太太和我相继被诊断出患了肾癌和肺癌，且都需开刀切除。消息传开，满公寓的华人邻里无不深感震惊，一一伸出援手，尽力给我们以帮助和鼓励。感人的事例不胜枚举，其中，一位叫瑞琴的老大姐表现得情同手足，尤其让我刻骨铭心。

　　瑞琴大姐是我太太十年前补习英语时的同班同学，两人关系甚是密切。作为当时的校友，我还曾欣赏过老大姐在他们班的一次茶话会上演唱的越剧片段"天上掉下个林妹妹"。让人高兴的是，没过几年，我们又先后住进了同一个老年公寓，从同窗变为近邻，进而还成了公寓华人合唱团的团友。

　　瑞琴大姐待人极为和善热情。她做得一手好菜，经常送些给我们分享，有时还特意把我太太请到她家一起共享。次数多了，我很不好意思，向她致以谢忱，她爽朗地笑着说："你不知道，饭菜再好，一个人吃也不香；有她跟我一起吃，边吃边聊，我的食欲就大增！"

　　太太和我动过大手术后，瑞琴大姐对我们更是关怀备至，又是送钱，又是为我们做有助于进补的吃食，比照料自己的亲弟妹还尽心竭力。她很清楚，肺癌在大多数国家都是死亡率最高的恶疾，所以对我术后的健康状况深表关切。我出院的第二天，她就登门探望，此后每隔三五天还要打电话探问一番。这样的电话持续了约半年之久。我意识到老大姐是唯恐我身上再出现什么不祥之兆，所以每次从医院得到了好消息后，我就会在第一时间告诉她。

瑞琴大姐的关心与照顾让我感动，还因为她的细致入微。一次，合唱团例行练习结束，我留下跟大家一起将重组过的桌椅还原。她怕我刚切了两叶肺身体虚弱，连忙跑过来接过我手中的一把椅子说："你赶紧回家休息，看到你干活，我们反而心有不安！"今年春节前两天，她又打电话把我太太叫到她那里，给她一大盒元宵，说："过几天我会忙一些，今天抽空给你们做一点，你们正月十五就有吃的了。"还细细教她如何保存。

最让我难忘的一件事发生在二〇一三年公寓举办的中秋晚会上。那时，我身体已基本恢复过来。为答谢邻里朋友对我和我太太的关爱，我满怀激情地唱了一曲"草原上升起不落的太阳"，还特意模仿名家，把最后的太阳二字骤然提高八度，以显示我的活力重生。不料正当别人热烈鼓掌表示祝贺的那一瞬，瑞琴大姐却大惊失色，带着一脸的焦虑连说："别唱了，快别唱了，别把肺憋坏了！"客观地说，老大姐的话并不科学，医生最喜欢做过肺切除手术的病人引吭高歌，以扩充残肺的肺泡，但是她的表现依然令我禁不住湿了眼眶，因为我母亲辞世后，这世上只有我的亲姐姐在看到我面临危急之时，才会有她刚才那种心惊胆颤的担忧。

瑞琴大姐以她的善良与真诚为我战胜病魔提供了强有力的精神支撑。可是她行事低调，不事张扬，就像诗圣杜甫赞颂的春雨，"润物细无声"，让我既感激又敬重。

顽强的生命力

小谢前两年才住进我们公寓。她来自湖北武汉，是我和我老伴的老乡。俗话说："老乡见老乡，两眼泪汪汪。"我们初次跟小谢见面时虽然没有激动到泪花闪闪，可是在异国他乡听到她那一口久违的乡音，还真让我惊喜万分。

小谢其实比我们小不了多少，也是奔古稀的人了。我们爱在她的姓前加个小字，是因为武汉人这么称呼，不光是基于对方比自己年轻，还含有一种亲切的成分，颇近于昵称。

很不走运，小谢退休后不久遇上了眼底神经萎缩的病苦，而且是愈来愈严重。西医看了几次直摇头，她只好自己大把花钱找中医针灸。据她说，就这也不能扭转病势，只能延缓神经萎缩的进程。难得的是她的生命力甚是顽强。尽管她的视力已差到看报必须把报纸顶到鼻尖上，可是依旧非常乐观，不但话音脆亮，还总是笑盈盈的。有天我俩在公寓外的人行道上相遇，都快擦上肩膀了她还没认出我来，我故意开玩笑学了一句京剧道白问她："你可知道我是何人？"她听出是我，忙笑着说道："大哥心态真好，快八十了还总显得非常阳光！"其实，她自己才真的是阳光得不得了，眼疾那么严重却从不见一点愁容。

何止是不见愁容，她还怀着极大的热情坚持好几种体育活动，以保持身心健康，游泳即是活动之一。游泳本身对小谢来说轻而易举，麻烦的是由于街道改造或交通管制之类的缘故，她常须绕道很远到一个公共巴士站，再坐车去游泳池。而绕走的这一段人行道多处被道旁的树根拱得凸凹不平，她又看不清楚，常有跌跤的危险。可是她对这点危险毫不在意，若不是有时被小外孙缠得脱不开身，能做到风雨无阻。

她练得最精到的是太极功夫，打起太极拳来虚实相济，柔中带刚，招招式式可圈可点；舞起太极扇来轻盈如弱柳扶风，健劲似惊涛拍岸，功力非一般人能及。我尤其欣赏她的太极剑舞，第一次看她表演，一下子就感受到了诗圣杜甫在《观公孙大娘弟子舞剑器行》中描述的"来如雷霆收震怒，罢如江海凝清光"的夺人气势，让我对诗人和舞者都慨然兴赞。而难能的是，她在舞台上腾挪自如，走位准确，谁都看不出她是个视力低到极点的眼疾患者！

颇有些运动员气质的小谢看似有点大大咧咧，为人却热心快肠。她常遇上的一位公交车女司机身体不很好，可是待乘客极为和蔼，有时到了站还下车一步一拐地帮体弱者搬自行车，令她深受感动，回到公寓极力恳求我写篇文章到报上表扬人家。文章见报后，她又连夜译成英文寄到公交车公司，为那位女司机请功。作为此事的见证者，我既钦佩女司机，也钦佩小谢，因为我很清楚，以小谢那点可怜的视力，完成这一系列举动实在是太费劲了。

贤妻 良母 益友

在我们这个住了将近四百号人的老年公寓里，年逾古稀的闻洁大姐是很有感染力和亲和力的一员，不论走到哪里，她都能激起一种很热烈的气场，让周围的人有说有笑，活跃起来。

我很乐意与闻大姐交往，不仅仅是因为她偌大的年纪还有如此惊人的活力，更主要的是她立身处事所体现的非同一般的心境。

她对自己老伴的一往情深就让我极为感动。三年前，她经常跟公寓里的基督徒一起去教会参加礼拜活动，态度还很是诚恳。次数多了，大家都以为她想成为教会大家庭里的一员，便张罗着为她施洗。没想到这一张罗反让她甚感为难，她只好不再去教会了。我颇觉纳闷，问其所以。她悄悄告诉我："教会的朋友们都很和善可亲，我跟大家在一起心情很舒畅，但是我不可能加入教会。你想想，我受了洗，将来很可能上天堂，而我的另一半是个无神论者，他肯定与天堂无缘，那我们就得天壤永隔。我接受不了这样的离别，他在哪里，我就得在哪里跟他相依相伴！"这是我第一次知道这世上还有一个妻子会为了陪伴丈夫而放弃天堂，惊叹与敬意一起涌上了我的心头。

去年，她又以一个慈母的拳拳之心解开了我心中的一段纠结。那是金秋十月的一天，我和老伴听人说另有一家买食品特别方便，游泳设施十分齐全的老年公寓很快就要招新人入住，便动了搬家的念头。可是静下来一想，我们现在住的地方交通方便，能倾心交谈的朋友一大群，又有些"热土难离"的不舍。正值犹豫之际，我向闻大姐提起了这事，她毫不迟疑地劝诫我："那里天好地好你别羡慕，咱们公寓附设的护理院就是最理想的终点站。等到哪天不能动了，把政府给的那点生活费往它那儿一交，住进去，二十四小时都有人看护，多省心！我再告诉你，这么做最难得的就是一点都不拖累子女。做父母的苦熬苦守一辈子，不都是为了孩子活得轻松，何必要在即将告别人世时让他们操劳牵挂？"

闻大姐的话让我茅塞顿开，也让我打心底羡慕她活得那么理智。

闻大姐在家里是贤妻良母，对朋友也总是尽力相助。几年前我作过肺癌切除手术后，想以余力做点有意义的事，开始向《世界日报》投稿。她一读到我的文章就会很高兴地夸一通以示鼓励，还教我如何把剪下来的文章用透明胶带贴在一本白纸里，以便翻阅或将来移作他用。前一阵我写文章似有力不从心之感，打算干脆停笔。她听后又赶紧十分恳切地劝道："最好别停。上了年纪，常动脑能延缓老年痴呆。再说，文章一见报，你会有成就感，十天半月有一回这样的好心情，你不想长寿都难！"我真该感谢这位益友的古道热肠，正是她的这一番"利诱"让我至今仍笔耕不辍。

一位学人

我要说的这位学人，其实就是我太太家十妹的丈夫，我的连襟，姓刘。

十妹比我们小十好几岁，可是在择偶方面要比我们精明得多。她参加工作不久就为自己定了一个明确目标：学位不超过大学本科者不嫁。在改革开放不久的八十年代初，学位制恢复没几年，研究生还很珍稀。所以她寻寻觅觅，硬是拖到三十多岁才找到自己的如意郎君刘先生。

刘先生是文革后的首批硕士研究生，供职于湖北十堰市的一所医院，同时从事昆虫研究，主攻对象是蚊虫。他的科研条件并不好。为了摸清郧西地区一种常见蚊虫的生活习性和出没规律，他不得不在炎热的夏天整夜整夜地蹲在闷热的牛棚里，用自制的工具，于不同时段捕捉蚊虫，然后按各时段的捕获量，画出该蚊虫夜间活动的统计曲线。每夜下来，都被热出一身臭汗，咬得浑身是包。工夫不负有心人。他的研究成果填补了该地区蚊虫研究的一项空白，受到学界的高度重视，并应邀到美国一次学术会上作了专题报告。十妹是个看重真才实学的女孩子，遇上这样一位搞起科研来就废寝忘食的昆虫专家，怎能不芳心怦然！

刘先生做学问的刻苦精神不但倾倒了十妹，也使我这个自以为涉猎甚广的半瓶醋颇为感动。十年前他再次来美参加一个国际学术讨论会，会后来湾区跟我们一起待了一个来月。当时我们住在一座公寓大楼的十二层，站在阳台上放眼望去，斯丹福大学的整个校园都历历在目。这一下他高兴了。每天吃完早点就带上笔和笔记本，外加几片面包和一包榨菜，骑着我的自行车，到斯丹福大学图书馆去看书，直到吃晚饭时才回来，风雨无阻。我劝他："来一趟美国不容易，你就利用这个机会观光游览一下吧！"他说："斯丹福大学到底是世界知名的高等学府，图书资料太丰富太有价值，我紧看慢看都捞不到它的沧海一粟，哪舍得花时间去游山玩水？"回国时，他的行李箱里装的大部分是书刊杂志，沉得不得了，他的腿走路又不大方便，我很耽心他拿不回家。他笑着说："我这两条腿呀，常常闹别扭，不过我要是多拿几本书，它们还是蛮给面子的！"

刘先生一辈子专注于做学问，也没忘掉人间烟火，柴米油盐事事关心。结婚几十年，从未让比他小很多的十妹下过厨房。他说得很有道理，搞学术研究，是个繁重而紧张的脑力劳动，持续时间太长效率会降低，甚至犯糊涂，做点家务事调剂一下，既能恢复头脑清醒，又能促进夫妻感情，何乐而不为！

不幸得很，刘先生前年被肝癌夺去了生命，享年75岁。他生前藏书过万，堆满了整整一个房间。可是他过世后，这些曾经的家珍在十妹的手上完全派不上用场，她只好将其中的一些精品捐给自己工作的图书馆，剩下的就全当废纸处理。让她惊异不置的是，在清理剩书时，竟在其中发现东一张西一张夹着的百元大钞共有七万多元。刘先生是位学人，在学界享有盛名，却没发什么大财，日积月累地藏下这笔现金，想必是他考虑到哪天自己先走一步之时，再给十妹一次爱的温暖。

棋友冯老

　　冯先生八十多岁了，依然精神矍铄，思维敏捷，又长着一个苏格拉底式的前额，一看就是个睿智的老人。

　　冯老是我在公寓里的唯一棋友，我们常在晚饭后对坐于某个过厅切磋一两局。因为周围邻里对围棋感兴趣的人极少，我们对弈时很少出现"观棋不言真君子，见死不救是小人"的尴尬局面。

　　老先生属于进攻型棋手，棋风甚是凶悍，开局后一待大场被抢完，便立即以凌厉的攻势向我杀来。特别是在他发现我在某处的破绽后，更是乘势死缠恶斗，不见斩获决不罢休。

　　曾记得一位围棋九段高手说过，专业棋手与业余棋手最大的不同就是专业棋手会算，能将几十步之后的棋局展现在自己脑海里。冯老先生虽没拿过什么段位，算棋的能力却非一般玩家可比，我跟他下棋败多胜少，就吃亏在常遭他"暗算"。比如他正在某处跟你争得不可开交时，会突然佯装另起战端，跑到八杆子打不着的地方扔下一颗子，你若赶过去应招，他就马上回到原处，将你的棋阵围成一条大龙进行追杀，最后借着远处那颗子的接应得逞，让你大呼上当。

冯老还有一个杀手锏就是长于安排劫争，每到危急时刻，他就会不动声色先将自己的漏洞堵死，不给我留什么要命的劫材，然后跟我开劫。他使用这一招转败为胜不是一次两次。当然，他也有失算的时候，遇上那种情况，他会仰起头来，用手拍打饱满的天庭，连声说："臭棋，臭棋，我下不过你，我下不过你！"引得两人一阵大笑。

我跟冯老下棋，棋艺颇有长进，但是我最大的收获不在此，而在于他对棋义的诠释。他曾对我说："围棋这东西很有哲理性。你看，你一心想把对方的某几个子吃掉，人家可以虚虚地应你一两手而另作他谋。等你费了半天劲得逞了，他却在别的地方围起了大模样。你这不是得不偿失吗？反过来，你老是只想抱西瓜不捡芝麻也不行，因为每个小地盘都弃之不顾，你就没了根，你的大模样要么建不起来，建起来了也很容易被攻破。这里呀，有个战术与战略的平衡问题，很费斟酌。"他的这番议论确是精辟，我不觉一震。我这一辈子，东一榔头西一棒子的小敲小打，听人家夸个多才多艺就沾沾自喜，却始终没有什么大的建树，到头来还得顶着满头白发跑到美国来吃社会补助，这不是人生战略上的失败是什么！

跟好人学好人，跟着智叟学聪明。冯老的点化虽然来得有点迟，我也还是挺感激他，因为，我总算活明白了一些。

外孙女考大学

去年十二月底的一天下午，外孙女英子终于在手机上看到了布朗大学录取她的通知。这个既在极度期盼之中又颇有些出乎意料之外的结果，让她心中悬了多日的一块大石终于落下了地，她兴奋得当即便在教室门前的走廊上大声欢呼起来，也引得教室里的二十多位同窗炸了锅似地群情激荡尖叫连连。高中阶段的少男少女出现这样的冲动并不稀罕，但这次冲动别有来由——英子是个几乎各科成绩都只略略高出及格线的学生，好些同学都在为她的高考前景担忧，她却得到了一所响当当的名牌大学的青睐，实在是不可思议！

英子的喜讯是她妈妈通过电话传给我的。我听到后，也不免有些疑惑，便问道："她的那份高考成绩单着实让人捏把汗，凭什么就征服了布大的审核者？"她妈妈告诉我，英子的老师透露，她的那篇入学申请书写得太棒了，情词恳切，文采斐然，阅卷者们看过后一致认为这孩子实在是文墨丛中一棵难得的好苗苗，如若不把她收进来悉心培育，绝对是一大失误！

布朗大学的招生人员还确实是慧眼识珠，他们一眼相中的英子能写出这么一份很能拨人心弦的入学申请书，不是碰运气，更没有弄虚作假，而是此前确实经历过一番相当刻苦的磨砺。

那是英子将近十岁的时候，不知怎么突然对文学读物着了迷，成天一册在手，下了课看，坐在车上看，等着吃饭时看，三口并做两口地吃完饭继续看，夜里看到舍不得撒手时就连觉都不睡了。自那以后，爸爸妈妈带她来看我和她姥姥时就不再跟哥哥打闹，说过一声"姥姥姥爷好"后，马上找个僻静的角落坐下，谁也不理地埋头看起书来。有回她妈妈说，她一两天就能看完一本书，市图书馆里适于她这个年龄段的文艺书籍没被她借阅的已所剩不多。外孙女这么喜欢读书，我十分高兴，忙说："你应该因势利导，建议她既看别人的作品，自己也试着写点小文章。"她妈妈说："她经常写，但是藏在她自己的电脑里，连我和她爸爸都不让看。"我笑了笑说："不看也罢，你们真要看了，自以为是地评议几句还未必能说到点子上，弄不好反会束缚她的手脚。古贤说得好，读书破万卷，下笔如有神，现在图书馆对她都已快供不应求了，估计她写出的东西也不会太离谱。"

说实话，我当时的这个估计也就是说说而已，期望值并不高。岂料英子念到初三时，竟悄悄当起责任主编，将她自己和同学们的几十篇文章汇集起来，再请老师帮忙找出版社印成了一本图文并秀的散文集。我拿到这本书时激动不已，确有后生可畏之感，心说，这孩子疏于其他学科，却在写作方面展现出了如此超常的禀赋，但愿将来有位伯乐能发现她的这种潜质。

如今，布朗大学不拘一格选人才，果然接受了英子，我感激莫名也感慨万千。

她的心中有团火

　　我们公寓里的基督徒们，每个月的第四个周六上午都要去教会参加一个专为老年信众举办的"长青团契"。该团契有三项主要活动：先分享一位牧师证道，然后吃一顿免费午餐，再来四五十分钟轻松愉快的余兴。

　　"长青团契"是教会里几位热心事奉的同工组织的。其中一位被大家亲切唤作惠芹的姊妹虽比我们这些白发苍苍的团契成员年轻许多，也早已是年过半百的人了，而且看起来身体也还略显纤弱，可是她在为这个团契工作时焕发出来的超乎寻常的活力与热忱，却让人觉得她才不过三十出头。午餐前，她跟其他同工一起准备饭菜茶水及杯盘刀叉。午餐后，她要参与各种餐具的清洗。有时，她正在厨房里忙得两手不闲，外面余兴活动的主持人会突然高声喊道："惠芹，快出来，你的节目该上场了！"她又得边擦手边小跑赶出来，接过麦克风，用她清脆的嗓音把大家引进一个新的娱乐程序。我每次去参加"长青团契"，从进食堂到余兴结束，几乎从未见她停下来歇口气。

　　惠芹不光是在教会里为当天的"长青团契"忙进忙出，回到家里，她还得在工作之余挤时间为设计下一次团契的余兴煞费苦心。她通常是为老人们安排一些简单的智力活动，比如猜谜语，找成语，用火柴棍巧妙拼图，将四个柑橘竖直堆放起来等等。安排妥当后，还要为这些活动配制必要的道具。到了正式活动那天，她又会拿着手机到每张桌前去拍照，并在稍后通过互联网传送到各人的电脑里，为大家记录下美好的时刻。为了激发人们的兴趣，她还常常准备一些小礼物送给活动的优胜者。小小的鼓励，往往能让一屋子老年人活跃得忘了自己已经寿比南山。

最令人难忘的是，每年圣诞节那个月的"长青团契"，惠芹总会精心编排出一两项得奖人数非常多的余兴节目，并亲手为之制作一大堆十分精美的奖品。大部份奖品上的装饰件，如玲珑剔透的水晶球，红丝线编织的中国结，绚丽夺目的彩珠等，都是她自己花钱买回来后再很艺术地点缀上去的。有些装饰件价格不菲，总合起来是一笔很大的开销，她也慷慨解囊，从不吝惜。为了让没有得奖的人也共享喜乐，她还特地为他们预备了很漂亮的纪念品，在活动结束前一一分发。每年这个月的"长青团契"，气氛热烈，情绪高昂，皆大欢喜，惠芹功不可没！

惠芹为"长青园契"操劳是没有休止符也不遗余力的。最近，她为了丰富余兴活动的内容，又想出了一个新点子：搜集每位参与者从小到老各时段的照片，然后用大屏幕展示出来。当一幅幅风华正茂的俊俏容颜出现在屏幕上时，抬头观看的老人们个个都会在惊喜之余勾起自己的一些美好的回忆，不由得脸上绽开美滋滋的欢笑。

惠芹为大家服务既热情又真挚，身受其惠的人有一个共同的口碑，说她的心中有团火。

女儿爱搬家

　　我女儿入籍美国后，不知是哪根筋被触动了，变得特爱搬家。我算了算，自她在湾区第一次有了自己的住房到现在，不到二十年，至少搬过七次。有回我忍不住问她："你又要搬家了？"她回答说："我都四年多没挪窝了，还不该搬一搬？"那神情，就好像久住一地不搬家是件犯傻的事。

　　不过，女儿每次搬家都是有理由的，她跟两千多年前的孟母一样，也是为了给自己的孩子找个良好的成长环境才不辞劳苦东移西迁。

　　在她的七次搬迁中，有三次尤其能显示她的这种良苦用心。

　　一次是在1998年。那年她住在东湾F市的一栋三联体错层楼房里，怀上了第一个孩子。即将做母亲的她，觉得自己的住房夹在两户邻居中间，显得十分逼仄压抑，需要换一栋很有气势的大房子，让宝宝来到人世后很快就发现自己身处一个非常美妙的世界。于是左挑右拣，在比东湾更东的L市新开发区买了一座相当气派的别墅。其后院容得下四五个篮球场，车库能同时泊入四台轿车，高大宽敞的主客厅装饰得金光灿烂四壁生辉，即便请几位达官显贵来参加一场舞会也不显寒酸。是年乃农历虎年，她喜得虎子。儿子长得浓眉大眼，可爱得醉人，她按捺不住喜悦赶紧跟另一半商量，最好趁着年轻精力旺盛，再给儿子生个小妹妹。还真是天遂人愿，2000年，也就是农历龙年，他们又称心如意地得一龙女。有儿有女万事足，一家四口过得别提有多滋润。

另一次是在孩子长到三四岁的时候。当时，我女儿女婿都在湾区南半岛工作。每天上班时把两个孩子绑在车座里，翻山越岭带到自己公司附近的托儿所里呆一天，下班后再接回来。九曲十八弯的山道回回把两个小东西整得一嘴鼻涕满脸泪地一路大哭。尤其不理想的是，L市没有一所令他们满意的幼儿学校，孩子的就学问题迫在眉睫。于是，两人一合计，搬家，搬到学区最好的中半岛P市去，尽管那里的房价高得令人咋舌，卖掉原来的豪宅也只能换来一栋住起来紧巴巴的townhouse，那也在所不惜，而且毫不拖泥带水，说搬就搬了。

再一次发生在我外孙念初中，外孙女小学即将毕业之际。当时，打从进入学前班起就选定法语为主要外语的两个小家伙，已能用初级法语叽哩咕噜地躲避爸爸妈妈听他们说悄悄话。可惜P市学区虽好，却缺乏相应的法语环境，想有大的长进很不容易。有天，女儿打听到半岛北端的S市有所法国人办的中学，以法语为主要教学语言，在湾区口碑甚佳。于是心急火燎地赶在暑假结束前跑去S市租了一套两室一厅的住房，把孩子带过去就近入学。那所学校毕竟是法语的天下，几年下来，两个孩子的法语已说得能在巴黎给爸爸妈妈当翻译兼导游。

眼下，我外孙正张罗着要去法国念大学。如果报考成功，我猜想女儿很可能会跟过去住一段时间。果真如此，那应是她为了孩子的第八次搬迁。

落单孤雁的凄凉

唐先生在上海当了一辈子医生，是一位做学问勤勤恳恳，对业务精益求精，在人前十分低调的书生型人物。我们老年公寓里有来自上海的邻里私下说，这老先生言语不多，可医术了得，在整个沪上都是颇有些名气的。

2007年年底，唐先生跟随已定居美国的太太来到北美湾区，准备老两口相依相伴共度夕阳岁月。不料太太患上胆囊癌而且急剧恶化，不久便撇下他驾鹤西归了，让老先生一下子就犹如落单孤雁，陷入了极度困苦凄凉的境地。

首先袭来的当是精神打击。夫妻俩共同生活了半个多世纪，从相识相恋到结婚生子，从政治上的经风历雨到事业上的拼搏攀爬，不知挺过了多少艰难的日日夜夜，不知有过多少感情的相互交融与支撑，一朝天人两隔，再见无期，怎不叫他痛彻心脾。

唐先生曾对我说："老伴在世时，我总嫌她太霸道，如今她走了，我想她来对我霸道她也来不了啦！"话音未落，两行老泪便扑簌簌地滚落下来。

接踵而至的是生计问题的困扰。本来，唐先生是有退休金的，但须在上海领取，而且是人民币，换成美元再带过来要受额度限制，所以来美国后老两口过日子就全靠老伴一人的社会安全补助金支撑。如今老伴先自走了，社会安全补助金戛然停止，手头又没什么积蓄，唐先生就愈来愈显拮据了。幸亏公寓按他的实际情况只收取他很少的房租，他的主要开支只在饮食方面。可是时间久了，这一日三餐也不那么好对付，唐先生只好充分利用社会救济。每个星期四，我们公寓和邻市的一个老年活动中心都为低收入者发放免费食品，他总是拖着购物车走一个多小时到邻市去领取，因为那里领的食品比较多。公寓周围有好几座教堂为需要者提供免费餐，他几乎每餐必到。若是午餐，他吃完一份后总还会再排队等第二份。教堂规定进餐者只能在现场吃不允许往外拿，他就硬将第二份撑下肚去，以便挺过晚上的一顿。

更麻烦的是，他的鼻咽癌也渐趋严重，需常看医生常吃药。他凭绿卡倒是可免费享受医疗保险，可是每次到药店拿药都得付点手续费，尽管也就一两块钱，对他这个没收入的人来说当然也是个负担，他不能不找点生财之道。有人就曾几次见到他晚上十点钟后悄悄出门，到周围的垃圾桶里捡易拉罐，塑料瓶之类的废品，白天再悄悄拿出去换点钱。穿着白大褂坐在医院大楼里体面了一辈子的唐医生，年过八旬栖身美国竟落得这般光景，个中酸楚令人兴叹！

唐先生有个家境也十分困难的女儿，就住在附近。有天她突然来公寓帮爸爸清退房间，邻里见后不免上前探问。女儿一脸戚然地说："爸爸在上海有退休金，有房子，也有医保，找个钟点工帮他打理打理生活，也能过得像个样，可是他不肯远离妈妈的墓园回国。我不忍他独自在这里苦熬，只好把他接回我家去住。"可怜的老人，还是情未了啊！

活力依然

她姓赵，退休前一直从事教学工作，朋友们都叫她赵老师。

赵老师最让人羡慕的是她都八十出头的人了还活力依然，成天骑着辆女式自行车东奔西颠，一会儿跑到这里参加英语学习，一会儿跑到那里与朋友小聚，总也闲不下来，也从不见她显露什么疲惫之态。

最让赵老师忙活的是文娱活动。她爱唱歌。我不曾在舞台上欣赏到她的歌喉，但是常见她向人示范演唱，她的唱法介乎美声与流行之间，中气挺足，声音亮丽，有两回竟让我觉得若是她当初学了声乐，说不定早已出人头地了。她爱跳舞，百忙之中也会挤时间参加些舞台表演。幸运的是她还有个细高细高的好身材，盛装一穿，薄薄的彩色纱巾空姐式的往脖子上斜斜地一扎，舞出来的神彩一点都不输中年人。弹钢琴则是她的最爱，而且功力不俗。我们老年公寓有个合唱团，逢年过节都要为内部居民献上几支歌，可惜公寓里没谁擅长器乐，每年都得把赵老师请来伴奏。特别麻烦的是，由于老年合唱团接受能力不那么强，准备一支歌要跟伴奏者配合多次才能逐渐协调起来，成天忙得不亦乐乎的赵老师还不得不推掉好些其他活动，一次次地骑着自行车往公寓里跑。而她，始终都热情饱满，不厌其烦。

说来有人不信，赵老师和我之间还有过一次事先并未作任何约定和演练的舞台合作。那是六年前在我们老年公寓的春节联欢会上，我表演男声独唱。因我来美后唱歌一直无人伴奏，习惯了独自发挥，一旦有人伴奏反而唱得又拘谨又乏味，所以这次没请赵老师为我助兴。可是我上台后还没唱完第一句，坐在钢琴前的她就摸准了我唱的调子，弹起了我所唱的曲子。她弹得非常非常轻，琴声好像是从很遥远的幽谷里随风飘过来的，细如游丝又绵延不绝，其意境之美，让我不但忘了那是在伴奏，还情不自禁地跟着她越唱越来劲。待到看出我已完全进入角色时，她才逐渐把琴声加大，直到伴着我把歌唱完。这次奇妙的即兴配合帮我赢得了热烈的掌声，也让我对赵老师的钢琴造诣佩服得五体投地。

赵老师最主要的一项活动，是每年为一个老年活动中心主办的春节联欢会组织一个合唱类的节目。这种节目没有什么形体上的表演，不大容易出彩，何况赵老师纠合起来的全是有一大把年纪的银发老者。可是她连续十多年知难而进且乐此不疲。不少人连简谱都不识，她就连弹带唱一句一句地教。团队里男士太少，她就骑着车跑到附近的老年公寓去物色。有些歌被选中了，可是又略显老旧，她就与时俱进地做些修改。所以看她的这类节目，总能让人耳目一新。

现在，赵老师因为多方面的文艺爱好和积极为公众服务的奉献精神，已成为这个老年活动中心义工队伍中的一个重量级的成员。这下她的工作量大了许多，更忙了。值得庆幸的是她好像有挖不完的潜能，仍旧精力充沛。

可敬的岳母

　　我的岳母出生在四川一家书香大户，算得上名门闺秀。她天生刚正开朗，豪爽不让须眉，还写得一手好字，念高中时就有商家慕名请她写店铺招牌。

　　老人家上年纪后最爱念叨的事，是她在重庆念大学时正值日本大举侵略中国，抗日救亡运动风起云涌，她毅然瞒着父母改名换姓投笔从戎，到湖北省老河口地区参加了战地救护队。在那里，她遇上了正在该地区组织救护培训的著名女作家谢冰莹。两人秉性相投，一见如故，交往甚密。至今，家里还保存着她俩在长坂坡纪念碑前的戎装合影。碑上"长坂雄风"四个遒劲的大字正是两人英姿飒爽的真实写照。谢冰莹深为这位女战友冲破家庭阻拦挺身赴国难的坚毅与精忠所感动，把她当作原型写进了自己的小说《三个女性》，取名甘芝华。

　　岳母既是一位敢在沙场出生入死的巾帼战士，又是一位有担当且能干的贤妻良母。一九六〇年，她膝下已有三男六女共九个孩子，又赶上那个食不果腹衣不暖身的三年困难时期，日子本来就过得相当凄苦；偏偏在这个时候，我岳父因抗日期间在国民党的一家情报机关工作过半年，算是有历史问题，被送进一个大型农场进行思想改造，处境便更是雪上加霜。面对这能压断脊梁的重担，岳母二话没说，咬紧牙关，挺直腰杆，硬是将它挑了起来。孩子们大都没有成年，她主动放弃市教师进修学院的高级别工作，就近在一所小学任教，以便照顾家庭。统配的粮食不够吃，她把自己饿瘦了一圈，尽量让成长中的孩子多吃一口。为了节省开支，连有限的布票都总是只用一部分，买回衣料后自己动手缝制，新老大，旧老二，缝缝补补再老三。岳母的针线手艺极佳。我跟她女儿结婚时，她亲手缝了一件棉袄作陪嫁，针脚之精细，款式之新颖，倾倒了所有看新娘的客人。

岳母一生遭受的最大磨难，发生在十年浩劫中。本来，首当其冲的应是我的岳父，可是那时他已是正在接受改造的"死老虎"，急于立新功的造反派目标在于挖掘新的斗争对象，对他这类人不感兴趣，由是，他以精书法，擅丹青，被安排天天写标语，画宣传画，躲过了一劫。我岳母却因为说了某夫人的一句大实话而获罪，被没完没了的批判，游街整得死去活来。她很清楚，是丈夫的历史背景连累了她，可是她无怨无悔，一批斗完就打起精神回家一如平常地操持家务。孩子们为妈妈的冤屈落泪，她还得强颜为笑，勉励他们不要在逆境中丧失了做人的志气。

所幸，改革开放后，岳父岳母都得到平反，过上了安定的退休生活。孩子们相继成家立业也为他们带来不少宽慰。在给两老同做七十大寿时，我拟了一副对联送去，岳母看过，含泪笑了。联曰：

驰骋沙场　耕耘苗圃　桃李芬芳酬壮志
濡沫涸辙　情怀儿孙　翰墨偶傥慰平生

内子不怕鬼

内子是个彻底的无神论者，从来不怕鬼。

一九七○年九月，我儿子出生了。那正是文化大革命闹得人人自危的紧张时期，老师们白天忙着复课闹革命，晚上还必须加班加点学最高指示，搞大批判。内子满月后，自然也不能不参加。不过她有个响当当的理由晚间可以早退，那就是回家给儿子喂奶。

当时，老师们都住在校外的一个很大的土围子里。那土围子与学校之间有一大片庄稼地，穿过庄稼地的小路边有好几丛乱坟堆，有的坟头坍塌，连棺材板都露出来了，好些男老师走夜路经此，都不得不吹口哨壮胆。可是内子毫无惧色，每晚一到喂奶时间就离席匆匆往回赶。有同事问她："你不怕鬼？"她总是嘻嘻哈哈地回答："不是我怕鬼，是鬼怕我，我一走过去，他们就都静悄悄地，一声不吭！"

内子不但不怕虚无缥缈的鬼，连找上身来催命的癌魔她都不放在眼里。一九七四年，大同矿务局医院确诊她患了腮腺癌，主治医生悄悄通知我，让我赶紧带她去北京作大面积切除。我为她作了一星期的准备，只说是去作进一步检查。不料临行前一天，她不知怎么知道了实情，跑回家责备我不够男人，有话不直说。我说我是担心她知道自己得了绝症会害怕。她听了，满不在乎地来了一通高分贝："嗨，你把我当什么人了，我连鬼都不怕，还怕癌症？再说了，怕有什么用？病魔会因为我怕得可怜兮兮就饶我不死？"

到了北京住进肿瘤医院后，她发现那里的医疗条件远胜于大同的医院，更是心情大好，谈笑自若，就像是去那儿娱乐消闲，使沉闷的病房为之一振。感动得一位老先生忙过来请她去为对面病床上那位得了直肠癌，成天愁眉苦脸不吃不喝的老太太进行开导。

内子凭着她超乎寻常的良好心态，轻易抗癌成功，而且确保了近四十年的平安无事。

然而天有不测风云，人有朝夕祸福，两年前，由于一次不大的交通事故，内子又被斯丹福医院急诊部意外查出患有肾癌，肿块大到四公分。我心里有些嘀咕，已经年过古稀的她，体质大不如前，这回怕是在劫难逃了。没想到她回到家里，笑眯眯地对我说："七十多的人了，还有什么放不下的，不用那么揪心。要知道，我走在你前头是我的福分；如果你先我而去，谁来照顾我这个已快痴呆的老婆子？"几十年前面对癌症的从容放达居然一点没变。

一个月后，大夫以微创手术将内子的右肾整个取出，当天就让她回家休养。第二天，邻里们来看她，发现她就像什么都没发生过似的，一脸灿烂，有说有笑，无不为之惊诧。她一乐，高分贝又来了："阎王爷说了，我这个人连鬼都不怕，他不敢收我，又把我打发回来了。"笑得人人捧腹。

素颜老婆

　　我老婆一向不爱刻意梳妆打扮，难得见她施点粉脂。抹口红就更是稀罕，我好像只见过一次，那还是我们俩同窗念大学刚有点相互倾心的时候。有一天，她和几个女同学为参加一次集体活动突然来了兴致，一个个把嘴唇抹得鲜红。可惜他们都太缺基本功，唇线既不清晰，又没有其他修饰与之搭配，不单没有增添多少姿色，还让人觉得怪怪的。大约就是因为我那次的反应让她甚感失望，从此我再也没见过她跟口红打交道。

　　我说老婆素颜，不光指她不愿多花功夫在脸上精描细画，还包括她对自己的衣着要求与一般女性不同，她只求穿起来不让身体受委屈，并不在面料与款式方面挑三捡四。流行甚广的低腰裤她嫌兜裆，送给她她都不穿。略带紧腰的女士西服，穿起来很显气质，她却说那种衣服是为斯文人设计的，自己穿上，扩胸甩臂就可能绷落它几颗钮扣，坚决不买。二十年前她第一次来美国看女儿，怕在洋人面前显土气，花高价定做了一件天鹅绒旗袍，买了一双要将脚板立起来走路的高跟鞋。试了试，旗袍裹得双腿迈不开大步，高跟鞋瞥得脚趾关节生疼，说什么也不穿，只随身带着准备万不得已时应付一下场面。到了美国，发现在这金元帝国里华冠丽服其实相当少见，满街人都穿得那么随性那么自我，她心里一块石头落了地，根本没从旅行箱里把那两件行头拿出来就原封不动地带回中国，送给了朋友。

老婆不重打扮，始自她的中学时期。那阶段，她酷爱体育运动，先后练过体操、舢板和高塔跳伞，还都曾摘金夺银，是一名响当当的业余三栖运动员。正值朝气蓬勃的她，沉迷运动场上的激烈拚搏，醉心高手云集时的技压群芳，几乎每天都在严格的课余集训中折腾得大汗淋漓，腰酸背疼，根本无暇顾及自己的花季容颜，更无法以有型有款的盛装去承受几近残忍的大运动量。整整六个春秋，她在穿戴方面的审美取向硬是被打磨成了简简单单的六个字：重实用，轻花哨。尽管她后来考大学时改变志愿学了理工，这六个字却一直左右着她对服饰的选择。

素颜，未必就了无姿色。我老婆不重视后天包装，似乎正是基于她对自己的先天长相信心满满。最近我俩回国一次，把存放在老家的所有旧照片装了一书包带返美国。清理时找出了一张我们结婚不久在北京王府井一家照相馆拍的双人黑白照。我惊异地发现照片中洋溢着新婚喜悦的她，比我记忆中的模样清秀得多，心想，这么有明星范儿的一张脸，当年没有去考个什么电影学院，实在是有些可惜。老婆看了自己将近五十年前青春四溢的芳容，更是美得眉开眼笑，兴冲冲地凑到我耳边说："嘻，我当时怎么就看走了眼，把一朵鲜花插到你这堆牛粪上了？"我不甘示弱，也凑到她耳边说："那不是看走了眼，那叫情人眼里出潘安！"话刚说完，两人便相视大笑起来。

我的儿子很憨厚

　　我儿子长得虎头虎脑，心地却很善良。记得他高中毕业后在银行当临时出纳员那年，有一天正是当班时间，他突然急匆匆跑回家满脸堆笑地跟他妈说："妈，快借我两百块钱，储蓄所来了个农村老汉要取钱，赶巧我们今现金不足，你得帮我救急，不然，让那么大年纪的人白跑一趟，太残酷了！"儿子拿钱走后，他妈一脸惊喜对我说："这小子平日憨憨的，没想到做人还挺厚道！"

　　后来，儿子辗转到北航上了大专班，学机电。一位远房阿姨看他老实好学，不等毕业就把他招进自己的金刚石工具厂用业余时间上班。后又因他眼里有活，而且车钳锻焊都干得有模有样，刚拿到毕业证书就给了他一顶车间主任的乌纱。这孩子吃得苦，脏活累活抢着干，又讲义气，手下的人不论谁出点状况，他都默默地担当起来，车间里的人都很喜欢他，从不背后使坏。那时我们还在北京跟他住一起，有次他回家面有赧颜地告诉我们说："同事们都说我是个好人。"我说："你心软，总怕委屈了别人。"不料他更不好意思地说："哪儿啊，人家弦外有音，是在说我管理不力。"儿子憨厚得可爱，我和他妈妈都笑了，告诉他工作中也真该讲点原则。

儿子尽心尽力当了几年车间主任后，一位被厂里聘请来当兼职技术顾问的赵姓博士看中了他业务熟，技术全面，又拿事当事，硬是拐弯抹角把他挖到了自己旗下，当一个金刚石工具开发公司的经理。其实那公司是一位河南暴发户投资兴建的，赵博士分文不出，只以技术入股。那会儿，公司连个影子都没有，基建才刚刚动土，建材待买，设备待订，有两千多万元的资金等着往外花。赵博士让我儿子去扛这副担子，多少有点儿想让这个只会埋头干活的小后生借机发点儿财的意思。可人家走马上任后，里里外外一把手，成天忙得团团转，整整两年，累得跟孙子似的，终于让公司初具规模，自己却一直是清风两袖，干鞋一双。那年秋末，我回北京看他时问他："时下在中国搞采购都作兴吃回扣，动不动就百分之五以上，这两年从你手里流出了那么多钱，你家里咋还这么寒酸？"儿子听了竟勃然火起，瞪圆了双眼说："你少跟我来这些邪门歪道，人家用我是抬举我，我不规规矩矩把事办成，对的起谁！"这是儿子第一次对我这么正颜厉色，令我大感意外，可是人家说得在理，我一脸尴尬，心里却不能不服。

公司的研制设备基本到位后，河南老板不知基于什么心计，决定撤离京畿，返回郑州，同时解雇所有职工。职工中有一位是我儿子的表弟，从南方投奔而来。被解雇后，我儿子觉得表弟跟着自己没沾到什么光，还额外吃了不少苦，很是过意不去，临别时私下掏出三万块钱塞给他。表弟回到父母跟前，直夸表哥"确实够哥们！"

河南老板的决定出乎赵博士的意料，善后一结束，他立即将自己公司的一个车间无偿借给我儿子，让他再从头创业，还包给他一份长期加工任务，以便作些原始积累。这年秋末，我通过越洋电话跟赵博士聊了聊我儿子的情况，他良有感触地说："请放心，您儿子憨厚本分，教都教不坏，这样的人走到哪儿都不愁饭吃！"这年头，人心不古的事多了去，社会上责有烦言，博士的话让我甚觉宽慰。

我家好儿媳

我家儿媳莹莹是我儿子念北航时的同班同学。俩人毕业后谈了十多年马拉松式的恋爱，直到2007年才互托终身喜结连理。人家说，这叫"先立业，再成家。"

莹莹性格开朗，敏于言谈，又十分通情达理。我在她面前数落儿子的毛病，说他三十好几的人了，每天那么晚回家还要在网上玩游戏，真不像个过日子的。她说："从早到晚在自己的加工厂忙得团团转，回到家里上网放松放松也是一种积极休息，您就随他去吧！"我再说，他抽烟喝酒过量，伤身体。她又说："这是个问题，我也常劝他尽量节制。不过您也得谅解他的难处，如今世风这么糟，没有烟酒还真没法跟客户打交道。他也很无奈。"儿媳对我儿子如此体贴关爱，我和老伴打心眼儿里欢喜，很庆幸儿子找了这么个好的另一半。

莹莹温顺，还很有孝心。我们每次回北京看他们小俩口，为了不增加他们的负担，总会送给他们一些礼物和美金。她不愿扫我们的兴，并不拒绝，可是转身就曲里拐弯地还给我们了。见我的手表常换电池很麻烦，赶紧跑去买一块很贵的纯太阳能手表让我换代。觉得婆婆身上的衣服该淘汰了，又专程出去买一套高档秋装替她更新。2010年那次，我说想买点笔和纸带回美国练书法，她立即开车把一家人拉到琉璃场的一家老店，花一千多元买了五支笔和一块水写布。回家路上，我一再表示让她破费太多，实在过意不去。她说："您两老常居异国他乡，我们想尽点心意都没有机会，现在花这点钱是应该的，只要您用得满意就好。"我粗略估算了一下，我们每次回去，他们给我们买东西，请我们吃大餐，带我们外出游玩，花费绝对比我们给出的那点美金多得多。

去年年初，我被诊断出患了肺癌，肿瘤大过成人的拳头，在斯丹福医院做了切除手术。消息传到国内的亲友那里，无不又惊异又担忧。可是除了语言上的劝慰，谁都对这个只能听天由命的恶疾束手无策。有一天，一个越洋电话打过来了："爸，我是莹莹，您好点儿了吗？我请算命先生给您算了个命，那先生说，您今年只要买四条乌鱼放生，并且不去参加一些人太多的聚会，就没有大碍了。我是个无神论者，可是我求您，为了您的健康，为了咱们全家，您就信了吧！"

孩子的声音几乎是和着泪水传过来的，让我久久心潮难平。多好的儿媳妇，她一定是想尽办法要帮我逃过这一劫又完全无能为力才去祈求神灵的。我不能辜负她的一片诚意，完全照她说的办了。现在，我的身体恢复得很好。我不知道是否与"遵命"有关，但是我真心诚意地感谢上苍，因为祂给了我家这么好的一个儿媳妇。

小荷才露尖尖角

　　外孙女英子自幼聪明活泼，脑子转得特别快。四岁多进了学前班，没多久就不怎么说中文，常常叽哩哇啦弄得不懂英语的姥姥一头雾水。有回姥姥说："英子，你应该说中文，不然姥姥不知道你想做什么。"她马上用中文回应："姥姥，你应该学英语，不然我不知道你想要我做什么。"笑得姥姥直说："好厉害的小嘴巴，一点不让人！"

　　更有意思的是，英子还没读完学前班就有了一定的经营意识。有个假期她跟爸爸妈妈来看我们，姥姥送她一顶专为她钩织的小绒帽。她拿着那小绒帽里里外外细看了一遍，突然眼睛一亮说："姥姥，这帽子好漂亮啊，你可不可以再织几顶，我拿到街上帮你卖？"逗得大家一致笑着表示，这孩子将来最好学经商！

　　念小学时，英子的经营意识就更趋成熟了。有次她们学校在操场举办一个大型游乐活动，有人卖吃的，有人卖玩具，孩子们可以在充气的彩色城堡里爬上滑下，或在临时立起的岩壁上攀登，还能观看轮番上演的各种歌舞，很是热闹。事前女儿约我届时带上笔墨去为英子助兴。我那天去一看，原来是英子在场内也摆了一个摊位，出售她自制的白纸红丝带书签。为了提高那些书签的艺术品位和市场价值，人家早就谋划好了，让我坐在摊前，当场在书签上题写中文诗句以招徕顾客。她的这一推销策略还真管用，很多金发碧眼的小朋友没见过中国老爷爷用毛笔写字，都站在跟前围观。他们并不知道我题写的内容，但觉得新奇，先后买走了好几十张。英子喜滋滋抿着嘴偷偷地笑。

最让人高兴的是她将近十岁的时候，兴趣一下子集中到读书上来了，除了听老师讲课和练体操，基本上是手不释卷。我见她那么喜欢读书，就建议她自己也动手写点东西，既能学以致用，又可练练手。她妈妈告诉我："她已经开始学习写作了，但是都存在她的电脑里了，不让别人看。小东西，心眼多！"

岂料正是这心眼多的小东西，今年初将三十来篇从同学和她自己的习作中筛选出来的文章汇集在一起，编辑成一本题名为《相信我》的文集，请一位擅长画画的同学设计了封面和封底后，再委托一家出版社印成了几十本书。那书印得有模有样不亚于销售品，我第一次看到时不禁惊喜万分。

我的英文很菜，啃不动书中的内容，但我很清楚，一本书从最初的筹划到最后印出，是一项系统工程，纵横交错的工作很多，即使对成人来说也是十分严峻的挑战。英子作为一个刚满十五岁的初中生担纲主编，尽管只负责稿件的搜集、审定与编排，而且有老师的指导和帮助，她也必须具有一定的组织能力，文学鉴赏力，和踏踏实实的工作作风。说实话，如果一开始就知道她有此惊人之举，我会为她捏一把汗。可是她很充分地展示出了她的潜能，用数十天的辛勤伏案将自己的预想变成了现实，从而完成了自己成长过程中的一次闪亮的跨越。

"小荷才露尖尖角"。有头脑也有行动的英子，人生才刚刚起步。不过不论她将来朝哪个领域发展，我都觉得精彩可期。

皇帝不急太监急

要说我的外孙，还真是块读书的料。记得他在上学前班时，睡得早起得早，天刚曚曚亮就醒了。爸爸妈妈告诉他，不想睡了就坐在床上看书，不可以早早下床打扰还在睡觉的人。他便乖乖地每天一大早就拿本娃娃读物，靠在床头细看，那神情好像很是入迷。

我外孙读书的一大特点是专注。进入小学后，妹妹变得越来越喜欢缠着他一起玩。有时他正在读点什么，妹妹在身边揪揪扯扯，他竟能毫不在意照读不误。读书专注实际上是一书在手，既用眼看，也动脑思考，心无旁骛。以这种方式读书的人，费时不多，收效却不小，往往被视为生来聪明。我女儿就曾这样说："这孩子是有些天分。他不像一般学生那样常为看书做作业忙得不可开交，倒是显得蛮悠闲，可是他的考试成绩总那么让我们高兴。"也正是因为他学得分外轻松，他的中学老师觉得他随班读下去已吃不饱了，让他在七年级时跳了一级。

今年，还不满十七周岁的外孙高中毕业了。他读的是一所法国人办的以法语为主要教学语言的中学。根据他的学业成绩，已有好几所加州大学决定录取他。可是他的中学校长觉得他优秀非同寻常，曾在三次全法中学生数学竞赛中都有上佳表现，最后一次还名列前茅，若不进入一座一流的高等学府深造，实在是太委屈了，便极力鼓励他再报考法国巴黎的一所知名大学。据这位法裔校长介绍，该大学规模并不大，但要求极为严格：新生入学先读两年基础课程，第一年淘汰百分之三十，第二年再淘汰百分之五十，有幸留下来的才能转入专业学习。这批精挑细选出来的学子读到毕业，自然就全都是法国各界竞相争抢的香饽饽。听了校长的介绍，我女儿眼前一亮，忙问："我儿子考得上吗？"校长毫不犹豫地表示："我对他充满信心！"在这位校长的热情引导下，我的外孙又参加了那所大学的入学考试，只是他依然淡定得有如做家庭作业，远不像他妈妈那样生怕错失良机，一连数日都忐忑忑的。

越担心事越多，到了发榜那天，我外孙真的名落孙山了。消息传来，他爸爸妈妈失望得叹息连连，连忙跑到校长那里去核实。校长跟他们一样，也正为这意外的结果纠结不堪。好心的校长心有不甘，赶紧打电话到巴黎，直接向那所大学的校长坦陈疑惑。谢天谢地，那位大学校长也慧眼识珠，看过我外孙的档案资料后，很快就拍板录取，并给他每月200欧元的奖学金。

外孙有出息，我作为姥爷自是高兴，找了一个周末把他们全家请到一家饭店，以美餐致贺。席间，我女儿难掩喜色，向我道出了好事多磨的原委，说道："他在填写入学申请书时，有一栏引起了人家的误会，导致他落榜。我们努力帮他疏通，他还埋怨我们说，是金子在哪儿都会发光，谁要你们跟皇帝丢了玉玺似的，急得坐卧不安！"听到这里，我立马想起那句嘴边的笑话，说："是啊，人家皇帝都不急，你们这些太监急什么？"引得一桌人大笑起来。

五　妹

　　我太太的兄弟姊妹多，总共三男六女。其中排行第五的是个女孩，很得哥哥姐姐的呵护，都亲切地管她叫五妹。

　　五妹很幸运，融合了父母相貌的全部优点，长得又漂亮又有气质，小小年纪就曾两次走在大街上被文艺团体相中，希望带她入行边读书边学艺。一次是念小学时，有天跟妈妈外出，被一位素不相识的京剧女演员当街拦住，说孩子天赋条件很好，愿破例培养她。那时"戏子"二字让人听起来还不那么舒服，她妈妈婉言谢绝了。另一次是她进初中不久，爸爸妈妈带她上街买东西，又让武汉话剧学校的两位老师看入了神，当下就很恳切地表示可免试录取她入学。这回父母确信孩子真是块学表演的料，而此时艺人的社会地位又有所提高，便应允了。

　　然而时运不佳，五妹学演话剧不到两年，学校就不知被那股怪风刮散了摊，她先被安排到一个茶场学茶树种植，一年多后又调回武汉一家影片发行公司从事胶片修理。这段飘飘忽忽的遭遇让她很失落了一阵子。也巧，当时身为十三级老干部的影片发行公司曹总经理正愁着给自己的空军儿子物色对象，见五妹长得如花似玉，顾不得政治上严重的门不当户不对，竟屈尊上门向五妹的父母恳亲。而那位空军儿子见过五妹一面后，更是激奋得宁要美人不当飞行员，毫不犹豫地按部队的要求不再上天，然后干脆复原到地方，以成就自己的美满姻缘。

五妹嫁到曹家，以时下的话来说是入了豪门，完全可以活得十分轻松舒坦。但是她是个很强调自立的人，既不仰赖同是高干的公公婆婆，也不借重爹娘赐予的天生丽质，而是坚持以自身的努力打造自己的人生。最先让人们发现她这种个性的是，婚后没两天她就开始下厨，先是把全家人的一日三餐包下来，让大家几乎都是饭来伸手，而且个个吃得有滋有味。后来家里来了客人，不再上馆子了，全由她主持料理，十多人的餐桌上荤素兼备冷热搭配，而且色香味都经得起品评，余香满口的客人们总不免要夸赞一番。不仅公公婆婆大为满意，连丈夫都吃惊得偷偷暗喜。

不过厨艺不俗于五妹而言其实还只是小技一门，她在社会上表现出来的职业素质才真的能展示她的人生价值。她后来的正式工作是在化工部的一家设计院搞公关。接手这份工作后，她先做了一番自我审定，觉得自己学过几天舞台表演，公关人员所必须具备的态度落落大方，语言清晰流畅她都还说得过去；遗憾的是连初中都尚未毕业，对高深复杂的化工设计简直就一无所知。她知道，在设计院搞公关的人不一定非精于设计不可，可是对化工设计的理念，程序缺乏最初步的了解，甚至完全看不懂设计图纸，必然常常陷入一问三不知的窘境，这样做公关，不但提不高本单位的声誉，无法加强与客户的联系，还会砸自家的牌子。为此，她借来了一大堆数理化入门读本，和《化工设计原理》《制图初步》之类的专业书籍，加班加点地埋头攻读，还恭恭敬敬地向比自己懂得多的同事请教。大约花了一年半的功夫，终于比较全面地掌握了化工设计公关工作条例所要求的种种应知应会，具备了独当一面的工作能力，为她后来跑遍全国各地，与数十家关系户进行卓有成效的联络与沟通奠定了坚实的基础。从1981年开始，国家恢复了职称评定制度，没多久，她这个并未喝过多少墨水的公关嫂子凭着丰富的知识积累和十分出色的工作成效，就拿到了工程师一级的的职称证书。

五妹在自己正该一心读书的年龄段，因受社会大环境的影响半途而废了，后来虽经奋力追补挽回了一些损失，也还是在她心中留下了诸多的遗憾，所以她对下一代人的学习的关注在所有兄弟姊妹中是最突出的。有两件事令我印象特别深刻。一件是她的小儿子聪敏好学，高中毕业后考上了上海交大，她不但请假专程把他送到学校，帮忙办理入学手续，而且几乎每学期都要利用法定假日或出差机会跑一趟上海，从老师那里了解他的学习情况，顺便为他进行一次连被套带衣物的大清洗，可说是为了儿子能学出点名堂操碎了心。另一件是我女儿来美国后想继续深造，拿着中国航天部硕士生的学历资料去报名，可是人家不管你有无学位，要看你在正规大学学习的全部成绩记录。消息传到了五妹那里，她觉得事关重大，赶紧主动从我们手中拿走我女儿的求援信，自己跑到我女儿完成本科学业的华中理工大学去请求复印她历年的学习成绩单。不巧那天正好学校不办公，求助无门。为了不耽误侄女的入学时间，五妹使出了她浑身的公关解数，托朋友，找关系，东跑西颠一整天，硬是请到了一位专管学生档案又很热心的老师，完成了复印任务，让我女儿多年后提起这事还对她的五姨铭感五内。这两件事看似没有多大的震撼力，却能充分展示五妹的慈母情怀和对求知的极度重视，让人感动。

五十多岁时，五妹患上了高血压症，相当严重。可是在人生旅途上经历过无数坎坷又总能跨步向前的她，似乎觉得自己与病魔周旋虽未必胜算在握，也总得持续一段相当长的时间，所以并没有什么紧迫感，既不积极寻医问诊，也不注意饮食禁忌，而是听其自然。可是这回病魔没有因为给她的自信而示弱。一天清晨她准备上厕所，一下床就摔倒在地，造成脑溢血，虽经全力抢救，还是在昏迷一周之后离开了人世。此时她五十六周岁，离她搬进自己辛辛苦苦买下的新房才几个月。

五妹学过话剧表演，向往过艺术舞台上的无限风光，只可惜命途多舛，未能如愿。但是她在人生舞台上脚步平平稳稳，踏踏实实，把自己扮演的角色演绎得可圈可点很有光彩。依我看，那些走在街上回头率挺高的的佳丽们，能像她这样不负年华的殊不多见。

不寻常的家庭医生

在美国看病，医院总会安排一位医生长期为你作健康方面的服务与互动，人们管这类医生叫家庭医生。

通常，家庭医生是为求助者作基本体检和初步处理，并给予一些保健指导。若发现病情比较严重，他们就会把病人推荐到专门的科室做进一步的诊断与治疗。有人说，专科医生重于治，家庭医生重于防，不无道理。

我的家庭医生姓黄，三十来岁，能说国语又极是和蔼。大约十年前，医院里的翻译系统尚不那么理想，我们公寓的华裔老人英语又大都不过关，得知医院里有她这么个便于语言沟通的家庭医生，都很高兴地投奔到了她的名下。我就是顺着这股热潮成了她的一个服务对象的。

黄医生是个很实事求是的人。有次看完病，我顺便提及另一个医生将我左手的五个灰指甲全治好了，只是大拇指的指甲颜色还有些灰暗，希望继续吃点药让它彻底变好。黄医生看了看我的左手拇指，问我吃的什么药，我说我叫不上药名，只记得那位医生说过，那种药是不带副作用的。黄医生听后笑了笑说："你左手拇指只是颜色深了一点，但无大碍。以目前的情况来看，大凡治疗灰指甲的药都难免副作用，特别是对肝会有些伤害。我看你就别再吃什么药了，你说呢？"我当然同意她的看法，而且很感谢她坦诚地指出了一般医生不大多提的药物副作用。

还有一件事也很能说明黄医生的讲求实际。在我七十五岁之前，我每次去请她看病她都不忘问我愿不愿意照一下肠镜。我既对自己的肠胃系统信心满满，又害怕照肠镜前做准备的那份难受，所以每次都婉言谢绝。这时，她总是微微一笑，说："那就以后再说吧。"可是我过了七十五岁之后，她就再也不对我提照肠镜的事了。有回看完病我禁不住问她是什么原因。她解释道："一般说来，老年人即便得了肠癌发展也比较缓慢，有的人能拖十多年。你现在毫无肠癌的征兆，即使将来出现问题也能活到将近九十岁，所以没太大的必要冒一定风险照肠镜。"我不解地问："照肠镜有风险吗？"她说有，捅破肠壁即是其一。原来她是在很实在地为我着想，我听了好感动。

黄医生是在美国出生长大的移二代，国语说得蛮流利，但是有些比较生僻的专业术语也会让她表达起来感到困难。遇上这种情况，她会先说出英语再比比划划地向我解释。有几次我试着说出了那术语的中文意思，她很高兴地连声夸我说得对，而且后来每次为我看病，她都会显示出一种完全不怕出现语言障碍的轻松。不过说真的，我的英语有限，根本做不了翻译，只是连蒙带猜而已。但是我很喜欢医生与病人之间这种相互信赖的关系，对于病人来说，这种关系带来的和谐与愉快，似比一般药物更能滋润充满期盼的心田。

东瀛学子

  我移居美国时还不到六十四岁，自觉还很有些余勇可贾，便让女儿在网上发了个给学生教中文的招生启事。大约是因为标价低廉，很快就有好几个不同族裔的学生登门求教。其中有一个名叫原田实，是来自东瀛日本的移民。

  原田实是位搞集成电路设计的工程师，那年才三十二岁，比我儿子还小一点。他对我和我的老伴十分尊敬，说话轻言细语，举止彬彬有礼，有次跟我们老两口一起去一家中餐馆吃饭，女老板还以为他是我们的儿子。原田实的父母年事已高，都在日本乡间养老，难得一见；我儿子在北京工作，正排着长队等移民，也常在牵挂之中，所以他每周来我家上两小时课，彼此还真能感到一种家人相聚的亲切。这非同一般的师生感受，使我们之间的教与学延续了十多年之久。

  跟我学中文的几个外国学生中，原田实最显忠厚老实。有两件事足资证明。第一件，我给他教中文，开始时每小时收费10美元。一年多以后，他觉得这个价码实在太低，我又毫无提价的意向，他就主动把它改为每小时15美元。这样做了，他仍感到对我不那么公平，便变相地给我一些补偿，比如利用休息日开车带我和我老伴就近观光，或是去参加某些会展活动；知道了我对iPad感兴趣，就很快送我一个苹果iPad；我偶然流露出想学京胡，他就利用去台湾出差的机会买回一把京胡送给我……第二件，原田实来美国之初是在一家日本公司工作，那公司的本部在日本大阪。他大约一年多回国探一回亲。差不多每次回去公司都会安排他顺便办点公差。说是顺便，其实大都是要绕道的。我曾问他："你多走那么多的路为公司办事，他们给不给你一点补助？"他总是笑笑说："作为职员，我为公司出点力是应该的，所以我不要公司的补助。"说实在话，我教了一辈子书，认识的学生数以千计，鲜有能像他这样厚道做人的。

不过，在钱财上如此仗义的原田实并不是一个疏于理财的人，他很会精打细算过日子。我们相处期间，他买了两套住房。每次成交之前，他都会将买房所需的种种开支，维护房子的各项费用，以及自己每月的收入与花销，巨细无靡地列一张明细表，以便对自己的支付能力做出正确评估。有了两套住房后，为减轻经济压力，他不但租出其中的一整套，还把自己住的那一套腾出一半租给一个韩国小伙子。与此同时，他还翻来覆去地换了三次小轿车，目的不是追求奢华而是省钱。最后，他觉得自己租的那辆全电动车只需交租金付充电费，又便宜又省心又环保，才没有继续倒腾。

两年前，性格略偏内向的原田实经互联网沟通，跟一位中国的东北姑娘喜结连理，俩人琴瑟和谐，十分恩爱。此前我曾兀自诧异，这个日本青年的生活环境和工作单位都跟中国毫不沾边，为什么他要十分执着地学习中文那么多年？如今想来，好像是与这位中国姑娘命中有约。

我的三位心理导师

    不幸中的大幸，我患癌后，经过肿瘤切除和一次化疗后，奇迹般地恢复得比病前还活力四溅，让好几个在街上见我走路的朋友都一边学着我的步态，一边笑着说："雄赳赳，气昂昂"。

    我的幸运缘于多种因素：斯丹福大学医疗团队功不可没，亲朋邻里的关怀与照顾恩重如山，自身心理状态的平和稳定也是很值得一书的一环。

    我把心理状态说得这么重要，是因为成天愁肠百结心神不宁的人会出现内分泌紊乱，致使体内的免疫系统崩溃，外来的医治难以奏其效。有统计表明，三分之一的癌症死者是吓成的，盖因于此。

    我的心态得以平稳，有三个人起了关键的作用。

    其一，是某大型企业的高级经济师，一位久病成良医的抗癌勇士。六年多前得了晚期胰腺癌，命悬一线。可是他平心静气，坦然应对，积极治疗，终于痊愈。去年春，他发文告诫癌症患者，保持心态平稳的一个重要方面，就是少作悲观臆测，多看积极因素。大多数癌症的治愈率不高，只相当于从大片乌云的缝隙里透射下来的一缕阳光。若总为乌云所笼罩，就只能看到恐怖与毁灭。如能将目光投向阳光，心中就会充满自信和希望。他的这番话深深地激励了我。我的肺肿瘤大到7.5公分，闻者无不为之色变，我则认为肿瘤长到这么大是需要时日的，它居然久久没有扩散到外面来，正说明外面的环境并不适于癌细胞发展，只要将这肿瘤切除，就不应存留什么遗患。所以，肿瘤之大没有吓倒我，反而让我对治疗前景更为乐观。

其二，是一位有着菩萨心肠又热心快语的邻居大姐，她对我的肺癌关心备至，也给了我很多帮助。有天我告诉她，朋友给了我一个治癌偏方——喝仙人掌汁，不知是否适用于我，但我想试试。没想到她赶忙深有感受似地说："你要喝，就一定要信它，真心实意地信。诚则灵！"我觉得她的话颇有点禅意，遂记取于心。后来发现还真的如有神助，每次喝完仙人掌汁就有一种好像增加了一道抗癌防线的安全感，心境释然。由此，深信不疑地喝仙人掌汁就成了我的"宽心剂"。

其三，是我的姐姐，我仅存的同胞手足。父母过世后，她是这个世界上最挂记我的安危的人，也一直是我最可靠的精神支拄。姐姐没有一般老太太的迟钝碎叨，快八十岁了，仍嗓音洪亮，思路清晰，情绪热烈，谈吐爽朗，直白的话语具有一种能扫荡我胸中阴霾的气势。闲暇时我爱通过越洋电话与她倾谈，每次都能让我胸襟豁然开阔，好几天乐而忘忧，比请个心理医生还管用。

这三个人可谓是我的心理导师，帮我跨过了人生最艰难的一道坎，我愧无涌泉以报。

百货店里的友情

　　位于商业中心的CVS百货店离我住的公寓不过半里之遥，买东西很方便。我是他家的常客，每天买一份中文版的《世界日报》是雷打不动的，偶尔还会买点小电池或是订书钉之类的急需品。人常说，一回生二回熟。我这个连续多年天天都得去店里露露脸的客人何止是熟，店里的好几个售货员都已经成了我的好朋友！

　　最先让我感到亲近的售货员是一位来自巴拿马的中年女士，店里人叫她瑞娜。瑞娜为人和善，服务周到，特别能为顾客着想。有回我在他们店买了一个电动理发推子，倒是便宜，只花了将近十美元，但是没用几分钟就坏了，不得不拿去退换。帮我退换的正是瑞娜。她看了看我递给她的电推子和发票，让我稍等，便到一个货架上取过一盒组合式理发用具来，然后连说带比划地向我做了一通说明。我的英语水平很菜，可是把我听懂的几个单词和她一连串的手势结合起来，也完全清楚了她的意思。她告诉我，再加二十块钱买下那盒名牌的组合式理发用具，能用很久很久，绝对比买便宜货划算。她的热情与诚挚令我感动，二话没说就接受了她的推荐。果然，那盒理发用具我用了十来年，连滴机油都没上也从没出过任何故障。那次的退换过程，一下就拉近了我与瑞娜的距离，每次见面都会含笑点头。

这家CVS百货店里有位二十来岁的年轻女孩，眼睛大大的，却有一张典型的亚裔脸庞。据说，这是基因遗传的结果，她的爷爷是上个世纪中叶移居美国的中国人。也不知是不是基于这点渊源，这女孩子一见到我这个一点洋味儿都没有的中国老书生，就颇有如遇故旧之感，总要多寒暄几句。后来，不记得从哪天开始，这种寒暄更变成了另一种互动：她扫描过我买的报纸上的条码后，往往要我用英语告诉她头版头条的新闻内容。我很乐意，可惜我掌握的单词太少，翻出的句子大都缺胳膊少腿。有意思的是她总能听懂，还会竖起大拇指夸我一下。久而久之，我们俩成了忘年交。

此外，这店里还有一位纯血统的华裔售货员，年纪已在四十开外，说话轻言细语，显得很沉稳。我跟她打交道比较多，因为她的英语跟国语说得一样流利，我一遇上什么疑难问题就爱找她帮忙解决。在我的记忆中，她有求必应，有应必果，从没让我失望。尤其让我难忘的是，我在付报纸款时觉得数额太小，往往不好意思拿出该店的客户奖励卡来扫描，若是遇上她收银，她一定会提醒我履行这道手续。有次我对她说："也就是五毛钱的生意，不用扫描了吧！"她赶紧说："要扫要扫，你天天买报，时间长了积累多了，也会给你一些回馈。那也是钱啦，为什么不要呢？"她如此认真地维护顾客的权益，让我热乎乎地感到，她真的是把顾客当作自家人一样对待。

我很享受自己与CVS百货店里的几位售货员形成的朋友关系，平等，互利，亲切，暖人。

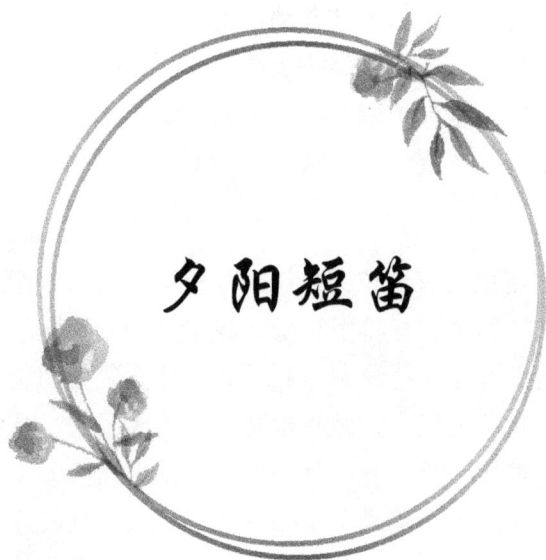

夕阳短笛

我爱吃肉

我爱吃肉，尤其爱吃肥肉。

我不知道自己是从何时就有了这个偏爱的，只记得在西安念大学那几年，本地同学在节日会餐时总喜欢最后留下几片肉和一个馒头，把肉片夹进掰成两半的馒头里，做成陕西名吃"肉夹馍"，再带回宿舍慢慢享受；而我觉得把那么好吃的肉片埋没在馒头里，哪里能品出许多肉味，远不如大口大口地将它吃下肚去，不但可得朵颐之快，打个嗝都余香满口。

第一个感叹我特能吃肉的是我二十多岁时的同事胡老师。有一次我们俩一起去山东青岛出差，欲进餐时，发现一家饭店门口的小黑板上写有"大肉面三毛一碗"的字样，有点好奇，便进店要了两碗。装面的是两只海碗，面条上各盖有一片肥肥的猪肉，那肉片之大竟将它下面的海碗碗口完全罩住了。一看这阵势，我不禁暗喜：这回总算能解解馋了！一旁的胡老师却犯了愁，低声对我说："肉片这么大，碗也这么大，完全是当年梁山好汉的遗风，我哪消受得了！你能不能帮我把这片肉降服了？"开始我不好意思接受，后来见他确实面有难色，便高高兴兴地帮了他一把。他见我两片大大的肥肉下肚，轻松得就像只吃了两片黄瓜，不胜惊讶地说："你让我长了见识，居然有人这么能吃肉！"

我爱吃肉，还闹过一次笑话。那年，学校一位湖南籍的老师为八十老母贺寿，请了十几位好友去他家喝酒。席间，只有我一人滴酒不沾，不敢应酬。于是有位酒量大又爱热闹的同事想诱我入瓮，心生一计说："这桌菜里有一碗大块肥肉，你每吃肉一块，我就干酒一杯，你什么时候吃不下去了，就喝一杯酒认输，如何？"他说的那碗大块肥肉是道南方名菜叫梅干扣肉，肥而不腻，酱香四溢，我正垂涎欲滴地等着要下筷，便爽爽快快地应承了。众人自然乐于助兴，赶紧为他斟酒，为我夹肉。我迫不及待地一块接一块将香喷喷的扣肉吃下肚，他也毫不含糊地将一杯杯诱人的"五粮液"干完。每完成一个回合，大家就一阵掌声。可是等我不动声色地要吃第五块时，有人坐不住了，起身制止道："不行不行，看样子邓海生把这碗肉全吃完也没问题。这么好的一道菜，还是留下一些给大家共享吧！"他的话显然也代表了其他人的心声，一场未分胜负的酒肉比赛便被一阵哄堂大笑给中止了。这事，很快就被人们传为茶余饭后的笑谈。

我对肉的偏爱一直延续到了移居美国之后。在美国，吃肉的机会更多。但是我从没胖过，将近一米七的身高，体重只在六十公斤上下微微浮动，是很理想的衣架子。一位很注重衣着打扮的邻居曾对我说："你既能吃肉饱口福，又能保持好体型，好让人羡慕呵！"

两年前，我患肺癌动过一次很大的肿瘤切除手术。原以为这会使我的饮食习惯有所改变，不料出院没几天我又馋肉了，而且变得顿顿喝汤，无肉不欢，人也渐渐胖了起来。现在，我的体重已突破术前的最高记录，又有朋友为我庆幸了，说道："癌症患者最常见的特征是体重下降，你现在不降反升，吉兆！吉兆！"

我曾是个老烟枪

我曾是个烟龄长达三十多年的老烟枪。刚上瘾时两三天抽一包，大约一年后一天一包，抽得最凶时一天两包也未必打发得过去。几乎所有的抽烟人酒足饭饱之余都爱叼一支烟，美滋滋地哼一句"饭后一支烟，快活似神仙"。我亦深得其乐。

我抽烟是从三十岁开始的。那年，学校看我是物理科班出身，又正值年轻力壮，就把我调离讲台去筹建校办工厂。学校办工厂，了无基础，从零起步，需要外单位支援帮助的事情很多。那年头，革命不离口，还不时兴送礼塞红包，可是有求于人，也总得有所表示。见了面递上一根烟，自己也陪着抽，是最简便有效的应酬，一下子就能将生疏变成了哥们，沟通也就方便了许多。由此，原本不会抽烟的我，通过一次次的陪抽习染，很快也成了烟卷打火机时时不离身的烟民。

抽烟毕竟是个自己过瘾别人讨厌的坏毛病。老婆一见我吞云吐雾总少不了一通连珠炮似的牢骚："你看你把个家抽成什么样子了，毛巾，枕头，到处都是烟味，呛死人！"有天她买回一大包水果糖来，对我说："这是给你买的，以后别抽烟了，烟瘾上来了就含颗糖！"她以为果糖当然比烟卷更具吸引力，肯定能把我治住。我自己也苦于多次想戒烟又总下不了决心，意欲一试。可是跟大部份试图以这一招戒烟都以失败告终的烟友一样，我把水果糖全吃完了，也没减下一根烟来。老婆气的七窍冒烟，再也不给我买糖了。

真正能停止我抽烟的是出国这件事。上世纪的最后一年，我第一次走出国门来美国看女儿和刚出生不久的外孙。那正是我抽烟抽得连吃饭时都巴不得手里夹根烟的时候。但是有两大思想顾虑压制了我的烟欲。一者，西方发达国家的绝大部份民众早已把抽烟视为一种很不健康的陋习，我大小算个知识份子，受不了在异国他乡让人笑话我愚昧落后。二者，外孙是我心中的宝贝，我怎忍心制造二手烟伤害他！大概因为这两大顾虑是从心里发出的正能量，比戒烟劝导和糖果诱惑都更具遏阻之效，我打从登上赴美的飞机开始，就一下子断绝了对尼古丁的依恋，而且也没感到有多难受。

我移居美国已十多年了。随着时间的推移，我与烟卷的关系已从出国前的难舍难分变成了如今的避之犹恐不及。现在走在街上，偶尔遇上一两个瘾君子坐在人行道旁半遮半掩地抽烟，我马上就会被那刺鼻的烟味呛得大步快闪，并禁不住要在心里对身后的空气污染者抱怨两句。

抽烟，是引发肺癌的重要诱因之一。两年多前，我果然被确诊患了肺癌。听到大夫的通知时我追悔莫及，当初怎么就染上了这么个要命的嗜好！尤其令我伤心的是，开始抽烟时我并非不知道烟能致癌，只是抱着一种侥幸的心理就满不在乎，结果导致了这天大的祸殃。所幸的是十多年前我就断然将抽烟戒绝了，不然，即使医生真能妙手回春，我也未必能像现在这样，活得劲头十足。

步行变奏曲

年逾古稀，身子骨就出现了明显的衰颓，不要说承受不了大运动量的疾跑猛跳，连跳绳踢毽子有时都会引起意想不到的麻烦。家庭医生说："到了您这个岁数，每天步行个几十分钟就好。"

我住的老年公寓是由东西南北四条大街围成的长方形街区。院墙外的水泥人行道又平整又干净，行人也不多，常有老年人沿着它蹓弯健身。我得到医生的指点后，也成了他们中的一员。

我早晚各在那条人行道上环绕两圈，总共耗时约三十分钟。不知是哪根经作怪，我这个既不上班又无需照看儿孙的大闲人，每天虚掷的时光并不很少，却偏偏把这区区的步行三十分钟看得格外金贵，有事没事总要在它身上折腾点花样出来，以提高它的使用效率。开始步行那会儿，我觉得闲庭信步式的溜达，额头不冒汗，心跳不加速，起不到锻练身体的作用，便脚跟先着地，臀部左右扭，胳膊大幅摆动，完全以竞走的方式进行。这半跑半走的运动方式还真的帮到了我，没多久，我僵僵的腰杆竟变得活泛多了。

去年年初，我被诊断出患了肺癌，医生开刀切除了我右肺的上面两叶，叮嘱我多做深呼吸，以充分发挥残肺的功能。出院两星期后，我恢复了步行锻炼。首先想到的就是把竞走改成踩着步点调息，跨出三步来一次深呼，再跨出三步来一次猛吸，如此反复不断。幸运的是，我的这一招还挺管用，坚持三个多月后，开刀带来的动作大了会气喘，爬个小坡呼吸也会紧张之类的现象基本消除，就好像我根本没做过切肺手术。

再后来，我又不以深呼吸为满足了。走到街上，专盯行色匆匆的中青年老外的步子，再调整自己的步速，强制自己跟人家同步前行。习惯成自然。不到两个月的功夫，我一上街就会不由自主地步履匆匆，也不感吃力。有一天老伴陪我上街买东西，没走多远就打退堂鼓了："你自己去吧，你现在走得太快，我跟不上！"弄得我只好减速陪夫人。

每天三十分钟的步行，使我的健康得益，也让我学得了不少东西。去年中秋节前一个月，公寓里的华裔居民准备办一个中秋联欢会热闹一番。我别出心裁，决定在联欢会上背诵唐诗《琵琶行》为大家助兴。《琵琶行》是首长诗，八十八句，凡六百一十六言。我怕记不住，就把全诗抄写在一张纸上随身携带。上人行道晨练时，我边走边背，遇上行人时默念，没人时大声朗读，想不起来就掏出纸头看一眼。这办法倒也行之有效，登台表演时我居然背诵得顺畅无碍，一字不差。邻居们惊异得不得了，一个劲地夸我脑瓜子好使。其实我哪里是脑瓜子好使，也就是笨鸟借着步行的时间先飞了一个月而已！

不信母语唤不回

我来美国还不太久时，女儿带我到她的朋友家吃烧烤。那家的先生是位跨国经营的大老板，女主人却满脸愁云地向我诉苦，指着她儿子说："这孩子对中文没兴趣，我们教他，他越来越反感，送他去补习班，他也心不在焉，实在是拿他没办法！"初次见面，这话我不大好回应，因为我觉得那多半是娇生惯养的结果。

过了一段时间，我参加社区活动的次数多了，对华人圈子的了解也与时俱增。原来，上述华裔夫妇的教子之难并非个别特例，大多数华人朋友家的孙子辈都与之类似，尚未入学时，跟着大人说国语，念中文，倒也还省心；一旦进了两天学前班，回到家里就时不时崩出个"yes""no"来；再过几周，更是叽哩哇啦的满口英语，弄得不懂洋话的爷爷奶奶口张眼傻。父母自然也都是煞费苦心想方设法让自己的子女延续母语，却多是成效不彰。

出现这种情况，当然不能责怪那些天真烂漫的新生代。我思谋过，有两大因素左右了孩子们的语言取向。一是拼音文字确有其易学的一面。就说英语，只要记住了二十六个字母，掌握了基本的拼读规则，即可见了单词能发音，听了语音能拼写。这比字与音基本上没什么关联，每个字还有四声之别的中文要好学多了，当然受初学者的欢迎。二是孩童天生活泼好动喜欢玩乐。美国的学前教育安排的就都是唱歌，跳舞，玩游戏，做手工之类的娱乐性课程，教学方式又十分民主开放，孩子们在各种轻松愉快的活动中学会了一些简单的技能，也学会了相关的英语，这是顺乎自然的寓教于乐，完全与儿童的天性相契合。可是在中国家庭里，父母望子成龙心切，爱跟私塾先生似地，早早就让孩子埋头死记硬背一些他们根本不知所云的东西。孩子没进过学校门时还能无条件地唯命是从，一尝过学前教育的"洋"甜头，谁还乐意回到枯燥无味的书桌前受那份"中国"罪？

不过，尽管如此，父母也并非对子女的学习毫无影响力。二零零七年我女儿家附近搬来了一户移民自台湾的母女三口。攀谈中我们发现那两个出生于美国的女儿都说得一口相当纯正的国语，颇感惊异。那位母亲告诉我们说："我曾为此下过一番狠心，规定孩子在家不论是要吃要喝要穿还是要玩，都必须以规规矩矩的国语说清楚，否则一概不予满足。她们受不了我的说一不二，只好一到我跟前就干脆全说国语。久而久之，就成现在这样子了。"

无独有偶，两年后我们又结识了一对移民自北京的中年夫妇，他们育有一儿一女。我去他们家串门时同样惊异地发现，兄妹俩满口都是十分地道的京片子，于是探问其教养之道。孩子的妈妈说："很多朋友告诫我们，父母千万不可拿孩子当自己提高英语口语能力的磨刀石，那最容易削弱自己对孩子学中文的引导力，所以我门约定，一家四口之间必须说中文，谁违规谁道歉。开始时我们故意失误道歉了两回，俩孩子觉得挺好玩，就跟着按规定做下来了。"

两家的经验表明，母语是完全可以唤回的，关键在于父母要有可行的措施，并能持之以恒。

第一次办签证

一九九九年春三月的一天上午，我偕同老伴一起去美国驻华大使馆办理签证手续。这是我第一次为出国走进外国大使馆，颇感兴奋，印象深刻，至今记忆犹新。

那时的美国驻华大使馆还位于北京建国门外的秀水街。这街不宽，我和老伴八点多赶到那里时，早早就抢着排队等办签证的几百号人已把它堵得行人只能侧身而过。排队的人大约都怀有一个美好的期盼，说说笑笑总也静不下来。不过这份拥塞与喧闹不但丝毫没有给当地的居民带来烦恼，还几乎每户临街的门口或窗口都以"代客填写签证申请表"，"代客翻译文件"，"小板凳出租"之类的告白笑脸相迎。我看了不禁暗自好笑，心说："靠山吃山，靠水吃水，不想靠大使馆也可吃大使馆。"

等了将近一个小时，我和老伴终于走走停停走走停停地进入了签证厅。这厅也不大，呈长方形，设八个窗口，每个窗口前纵向排一队，总共也就能站百十来人。

老伴跟着我排在第3号窗口。她是在两周前就拿到签证的，所以显得很轻松。可是我总有点忐忑忑忑。那年头，美国政府担心华裔移民无限膨胀而严格控制签证的发放，很多中国申请入境者都莫名其妙又不由分说地就被拒签了，谁能担保我就不是那样的倒霉蛋呢？

说来也不知是什么时候烧过高香，我那天不仅心想事成，事情的进展还颇有点喜剧色彩。经过大体如下。

我前面的那位女士办完手续走后，接待她的白人签证官也离座而去，不过他没有关上窗户，我估计他很快就会回来，便自动上前趴在窗口等待。果然，几分钟后他就回来了，而且笑容可掬地操着四声不大准确的美式普通话跟我对起话来。他说："咦，你怎么知道轮到你了？"我说："我前面再没有其他的人。"他又说："啊，你很聪明。你姓什么？"我再回答他："我姓邓。"他更爽朗地笑了起来："哈，我也姓邓，我叫邓凯文，我也很聪明！"然后他很快地扫了我的申请文件几眼，就头一歪，眉一扬，笑眯眯地对我说："好了，下午两点来拿签证吧！"听到这一句，我甚是惊诧，不知怎么这么快就搞定了，愣了好几秒钟才喜出望外地应了一声："好的"，然后赶紧很真诚地向他道了一声："谢谢"。

从签证厅里走出来，我和老伴都高兴得满脸阳光灿烂，可是接下来的一幕却又让我们俩感叹不已。厅前的台阶上，坐着一对白发苍苍的的老夫妻，他们来自陕西农村，在北京举目无亲，正在向一位年轻人倾诉想到美国看女儿却被拒签的苦楚。我们站在一旁细听他们的对话，久久不忍离去。我一直在想，这可怜的两老今晚将如何熬过那漫漫长夜啊！

不知老之将至

谁都不想衰老，可是过了强壮的盛年，人人都会逐渐衰老下来，绝对没商量。岂止是没商量，不受欢迎的衰老还常常是捉弄人似的悄然而至，以致你发觉它时会蓦然一惊，感叹流年易逝，成天忙忙碌碌的竟"不知老之将至"。

我姐姐比我大四岁。她四十四岁时告诉我，突然觉得戴上老花镜看书比不戴清楚多了。我当时甚感意外，心想，她抚养三个孩子，还要侍奉公婆，两口子的工资又那么低，准是被艰难的日子早早熬老的。四年后，我也四十四岁了。有天下午，我独自在教研室翻看英文资料，查阅英汉字典时发现里面的字又小又模糊。左看右看看不清。我十分纳闷，怪出版商设计不周，连我这双曾经通过空军标准测试的眼睛都无法使用。无奈之间，我瞅见相邻的办公桌上有副眼镜，便随手拿过来试了试。不曾想，当我戴上那眼镜再打开字典时，里面的字个个清晰可辨，跟我以前看到的没有两样。我倏地意识过来，心说："麻烦来了，我跟姐姐一样，也老了！"赶紧蹬车去附近百货店买了我的第一副老花镜。

类似的故事后来又发生了一回。那是前年春天，我把姐姐姐夫请来美国小住。有几天吃饭时，我发现姐姐咀嚼很慢，还不时用手捂一下面颊。原来她有颗牙活了，一上火就疼得不得了。我一听倒也无大碍，就像小时候一样，嘻皮笑脸地跟她开玩笑说："牙疼不是病，只疼不要命。"老伴责怪我老欺负姐姐，还说："总有一天你的牙也会疼的。那时，你就笑不起来了。"不幸真让她言中了。翌年夏初一天吃午饭时，突然一个硬硬的小颗粒卡进我左侧上面两颗臼齿之间，我并没感到用力有多大，可是靠里的那颗已被崩活了，一咬东西就疼不可忍，不得不用手捂一下它。老伴见状，抓紧机会恶心我："笑人前，落人后。知道吗，这就叫报应！"不过我心里却自有另一番苦涩，觉得自己竟比姐姐老得还快。

还有比眼花牙活更搞笑的老态。我现在有两副老花镜，度数深的用来读书写字，度数浅的用来看电视。为了用着方便，两者我都随身携带。有天晚上，我花了点时间完成了一篇文章的初稿，换上浅度花镜，准备看看电视放松一下。待我坐到电视机前，却发现我看电视的专用老花镜没了踪影。于是返回写字台去找，台面找不到拉开抽屉找，抽屉里没有又钻到台下找。

老伴看我挺着急地上下折腾，问我丢了什么？

我说："老花镜"。

她说："你左手拿的不就是老花镜吗？"

我说："那是写文章用的。我现在要看电视。"

老伴噗哧一下大笑起来，说："你摸摸自己的鼻梁，看看那里有什么！"

我的天哪，我要找的东西就贴着我的眼皮子，还瞎忙了半天！这一回，我真是有点惶悚了。不是有人说"人生七十才开始"吗，我怎么七十没过几年就老得近乎昏聩了呢？！

第一次打工

我来美国第一次打工是在湾区一家中餐馆当打杂工。老板姓田，早年曾在青岛市厨艺大比武时一举夺魁，二十来岁就成了该市餐饮业界的一颗新星。所以后来来美国打拼没几年就闯出了一片天，经营起了自己的饭店。

尤为可喜的是田老板的女儿生得漂亮可爱又活泼大方，刚过十岁就被好莱坞的一位导演相中，主演了一部关于熊猫的儿童电影，并成了他们的签约演员。饭店里挂满了多彩多姿的剧照和明星照，星光熠熠，引来了大量影迷争睹风采，生意也随之兴隆了好一阵子。

田老板的母亲已七十出头了，头发花白，干瘦干瘦的，但挺精神，也在店里打工。老太太见我斯斯文文不像是个干杂活的，怕我误事，便反复教我如何往冷库里存放不同的肉类，如何往储藏室里存放各种蔬菜，如何洗碗才又快又干净，如何洗菠菜才不带泥沙又不致揉烂菜叶，还教我怎样一棒子敲在一条活鱼的脑门上将它打闷，再把它按在洗碗槽里刮鳞……

我在这家饭店打工，住在老板家的车库里。他的家在半山腰上，俯瞰着大半个海湾。有天晚上下班后，我和老太太就着明亮的月光坐在阳台上聊天。我问老人家："您这么大的年纪，早该享清福了，为什么还要打工？"老太太说："国内还有一儿一女，我老头子过世早，没有给他们留下什么，我心里过不去，总想趁着还有点气力，挣点钱，给他们一点帮补。"我又问："老板在工资上对您有点照顾吗？"她凑近我的耳朵低声说："有是有，很少。不过我知道，他也有难处。"

老太太时时牵挂国内的儿女，对眼前儿子的事业更是尽力又尽心。跟许多上了年纪的人多虑多疑一样，她最怕自家饭店门前冷落，一遇上吃晚饭的客人略有减少，她就会悄悄对我说："快把工作服换下来，去附近几家餐馆打探打探，看看他们的生意怎么样。注意不要让人家发觉！"我清楚，我的打探起不了任何作用，但我还是煞有介事地去做，一是转两圈回来说点好听的让心神不安的老太太得点宽慰，一是我打了一天的杂，也确实有点累，正好借机出去轻松轻松。

老太太到底是年逾古稀的人了，眼神和腿脚都比不得往常。有天早晨，老板和老板娘急于到超市打货，早早开车走了，让我和老太太自己乘公共巴士上班。我们俩刚一下山，就看见一辆公共巴士正在接近对面的巴士站，老太太急了，不管三七二十一就往马路对面冲，不想那公共巴士后面突然飞快地驶过一辆小轿车来，眼看就要出事，亏得那轿车驾驶者眼疾脚快，来了个紧急刹车，四个车轮在路面留下两道十多米长的深黑色磨痕后戛然定住了！老太太顿时吓得脸色煞白。我赶过去时，她一把扶住我的肩头，久久迈不开脚步。过了一阵，我问她为什么要拼命去赶那趟车，她惊魂未定地说："我当时只想着误了这趟车，就得再等半个小时，店里没个人帮着照应一下，不知会乱成什么样子。别的我就全都顾不上了。"老太太的话让我不由得发出一声长长的叹息。

卖 唱

初到美国时我刚过花甲，尚有些余力可贾，便到一家日式快餐店打工。店老板姓王，跟太太配合默契，把自己的店经营得有模有样。

我是个锁不住喉咙的歌唱爱好者，每当在后面制作间做寿司或是备菜时，总爱小声哼一两支曲子自娱。按说，这是有违店规的，可是老板和老板娘竟然都对我的歌声置若罔闻，并不干预，于是我就悄悄地逐渐提高音量。有意思得很，一天我正哼歌时，老板突然撩开门帘伸进头来说："大点声唱，大点声唱！"乍一听，我以为老板在发火，便戛然打住，没想到他继续说："刚才有两个人在门口犹豫，不知该不该在这儿吃饭，一听到你的歌声，两人一脸惊喜，迈腿就进来了。"又过了一会儿，老板娘干脆进来走到我身边小声说："你的歌声带磁性，客人爱听，老板和我也都很喜欢。"自此，我在店里唱歌就基本上没什么顾忌了。

王老板毕竟是生意人，善于调动积极因素挣钱。一天中午，正当食客进餐的高峰时段，他大声当众宣布："朋友们，我们有位歌手，嗓音很美，你们想听他唱支歌吗？"客人们求之不得，立即同声说想．老板的这一招来得突然，我毫无准备，不过我还是唱了，而且一曲《信天游》下来，掌声不断，惊叹声此伏彼起，好几位客人还趁我清理餐桌时往我口袋里塞小费。王老板得意极了，打那以后，他隔三差五将这盛况重现一回。店火了，我则成了附带卖唱的打工老头。

我在王老板家干了将近一年，因家里有事中止了。可是两个月后的一天，老板娘突然打电话给我，说是店里一位员工不慎脚部骨折，一时无人顶替，请我回店帮忙解燃眉之急。她的语气至为恳切，我实在不忍拒绝，急急忙忙赶到店里补缺。老板夫妇甚是喜欢，给我加薪，还有意少给我安排活路，只有为客人唱歌助兴一如既往。没几天，一位铁哥们悄悄告诉我，这次回店，有两个人以我年岁大手脚不利索为由进行阻拦，老板很不高兴地回了他们："邓先生来了，干多干少我不在乎，只要他唱歌，我就愿意养着他！"听到这一幕，我感触良多，既有对老板"知遇之恩"的感激，也有对自己年华老去的无奈。

在店里为客人唱歌，对我来说不是难事，还可增加一点小费收入，我自是乐而为之的。不过由此引出的一件憾事却让我久久不能心安。那是一个周末的中午，一对华人母女到店里边吃饭，边等着听我唱歌。可是那天老板外出了，我一个人打不开场面，没有唱。那位母亲告诉我，她来美国多年，难得有机会听中国人唱中国歌，上个周末来听了我的《驼铃》，备感亲切，这天特地带着女儿从远道赶来，想再听我唱点什么，不料白跑了。我非常理解那位母亲的心情，可是不知是什么作怪，我呆头愣脑终于还是没唱。这么多年，我一想起那位母亲极度失望的神情，内心就无比歉疚，恨不得打自己一顿。

儿在身边母也忧

"儿行千里母担忧"这句话，始见于清人褚人获的《隋唐演义》。那时，推崇男儿之志在千里，男性外出求发展是有出息的表现，作者便借这个很典型的社会现象来赞颂一种又深切又温暖的亲情。其实这种亲情，生发于空间的阻隔，跟儿行或是母行关系不大。你看，如今交通便利，人口的流动性比以往大了很多，父母主动远离儿女的事也很寻常；而不管父母远走何处，最让他们牵肠挂肚的不依然还是自己的儿女吗？

我的这点感叹，缘于十几年的亲历。2002年年底，我和老伴留下儿子，远渡重洋来美国度晚年。美国的社会保障系统很完善，我们很快就衣食无虞了，可是想念儿子的那颗心却总也安定不下来。今天担心他的工作不稳定，公司的前景堪忧。明天又巴望着他快点找个知冷着热的媳妇把婚结了，好有个家。想起国内的交通秩序那么混乱，老怕他开车不安全。一看到北京的雾霾遮天蔽日的消息，就又蹙起眉头替他难受……有一天，我突然想起了"儿行千里母担忧"这句话，禁不住叹道：母行千里也忧儿啊！

说来好笑。就在这天天为儿子忧心忡忡的十几年里，我和老伴一直怀着一个美好的期盼——等儿子也移民到美国，我们就再也不用这么天天不得安神了！而且，我们俩对这份美好的期盼一直是充满信心的，从没怀疑过。可是万万没有想到，儿子真的来到美国后，我们不但操心更多，还得强撑着老迈之身为之劳些力。

　　事情是这样的。一年多前，儿子和儿媳经过十三年的苦等终于拿到绿卡，并于4月22日来到美国北加州。开始几天，他们住在湾区他姐姐家，离我们住的公寓不远，一家人频频相聚，十分高兴。可是这不可能是过日子的常态，没多久，种种与生计相关的问题就接踵而来。最主要的问题当然是找工作，挣钱糊口。接下来的是出行问题。中国驾照在美国只能做短期过渡使用，他们还得尽快另考美国驾照。再说，老住在姐姐家也不是长久之计，得租一套住房把自己的小天地安顿下来。更麻烦的是，儿子抽了几十年的烟，来美国后发狠心把它戒了，却又引起了胸部不时隐隐作痛，由于一时没有医保，还不敢贸然进医院……面对着这一大堆亟待解决的问题，孩子们倒是能从容以对，不见半点着急，可是我们老两口就总像有块石头悬在心头，怎么也踏实不下来，急切之下，天天忙着在邻里圈里帮他们打听解困的门路，那份揪心一点也不亚于迢迢万里牵挂时。

　　终于有一天，我又想起了"儿行千里母担忧"这句话，不过这回我的感叹与上会又不同了，这回是："儿在身边母也忧！"

贵在防患于未然

这两年，我们占地面积近两万平米的公寓展开了大规模的住房整修，迷宫般曲折回环的四层楼房，到处是脚手架和各种建筑材料，维修人员天天忙个不停。

从目前的施工状况来看，外墙面覆盖的鳞片式保护板全部要除旧布新；每一个阳台都将拆掉重建；所有的窗户和滑动玻璃门都会被新产品取代。我有点可惜地问一位会讲中文的维修工："很多玻璃门窗都相当完好，为什么也要更换？"他说："同型号的产品都有大致相近的使用年限。年限将至时会陆陆续续出问题。与其今天应付这里，明天应付那里，不如一次性全盘处理省时省事又省钱。"听了这个回答，我很佩服美国人的精明，从局部看，似有些大手大脚；就整体而言，却是最合算的明智选择。

与这两年在墙体上做文章相比，公寓的内部维修就更为频繁。四层楼几百户住的全是垂暮老人，占用房子的平均周期并不长。每腾出一套住房来，公寓都会组织人力进行一次彻底的清查，凡有松动或损坏的地方，能修即修，不能修则换；从厨房到起居室再到卫生间，从天花板到墙皮再到地面，该清洗的清洗，该粉刷的粉刷，全都焕然一新，想找点旧日遗痕都难。这不但让每个新住户进来时都有搬入新房的喜庆之感，也能使整个建筑得到防微杜渐的保护，从而取得延长使用寿命的效果。

除了送旧迎新的例行养护，公寓里还常年保持着一支由十来个人组成的检修队伍，定期对住房内的各种设施进行检查测试，包括供电系统，供水系统，供暖系统以及报警系统。这种居安思危的做法，可清除隐患，确保上述各系统正常运行，让我们这些体衰力弱的老年住户生活得舒适，安稳，放心。

综观以上这些举措，贵在防患于未然五个字。事实上，很多灾祸的酿成是存在一定内在规律的，比如材质老化了，构件疲劳了，环境变化了等。遵循这些规律，提前做一些预防性的工作，即使须支付一些费用也是值得的。如果硬要等到门窗砸到人了，阳台坍塌了，报警器有警也不报了，再来点马后炮，损失就是灾难性的了！有人告诉我，我们这座公寓建成已半个多世纪了，还从未出现过因维护不力而引起的麻烦，实在应该感谢管理者尊重科学规律，善作未雨绸缪。

"防患于未然"的观念在很多古汉语著作中都有记载，是中国古人吸取无数惨痛教训后的宝贵总结。可惜很多动不动就以炎黄子孙自傲的现代中国人并未牢牢记取。一栋楼房建成了就只管住，灰头土脸多少年也不见有谁为它美容一下。有些外表看起来很漂亮的办公大楼，厕所里的污水淤积到不得不扔些红砖头在里面垫脚进出也没人收拾。更有甚者，特地用来防患于未然的水泥拦洪大堤里居然也敢用竹条代替钢筋，实在是辱没了老祖宗的思想智慧！

过犹不及

大约两个月前，我的冰箱又出现了故障。这是我使用这台冰箱以来的第二次，其症状与第一次的基本相同，都是冷冻室进风温度超过摄氏零度，结不了冰，储藏室进风偏冷，不利于存放蔬菜；若把手指探入上下两室的进风口，又发现都有冰层附着。

美国的菜市一般都离家较远，去一趟就买一大堆回来，准备存放起来吃好几天，如果冰箱出了问题就麻烦了。所以第一次出故障后，我赶紧去向一位因擅长摆弄家电而小有名气的邻居求教。他听过我的述说，不假思索地指点道："你的冷冻室里堆的食品太多妨碍了进风，冷风被憋得往回跑，就出现了你所说的现象。这问题不难解决，你把食品全都从冰箱里搬出来，再用理发吹风机轮流往两室的进风口里吹热风，直到里面的冰层完全融化，冰箱就会恢复正常工作。"他果然名不虚传，我回家按他的指点办，还真的立竿见影了。

这第二次冰箱出故障，是我儿子竭力尽孝的结果。那时他移民来美国刚几天，兴匆匆开车帮我去超市买菜，为投我所好，买的肉特别多，不想回家后把冰箱的冷冻室塞了个密不透风，很快就弄得它旧病复发了。

这回，面对结冰错位的冰箱我就从容多了，不慌不忙地把所有的东西从里面搬出来，再拿起吹风机，拨到热风档，老把式似地反复对着上下室的进风口使劲吹。为了确保处理效果，我还多了个心眼，进风口里的冰层已经消失了我还刻意多吹了一会儿，直到用手摸时感觉有点热才罢手。

哪里料得到，我耍的这点小聪明反而惹出了新的麻烦，冷冻室虽然恢复结冰了，可是只集中在进风口附近的部位，其他地方怎么也降不到零度以下，里面储存的食品越来越软。我没招了，只好请公寓里的维修人员来做进一步检查。人家毕竟是行家，听了听，摸了摸，心里就有了底，很和气地对我说："制冷剂出了问题，功率不够了，给你换一台新的吧！"

前两天儿子又来看我。他见旧冰箱已被新产品取代，便问是怎么回事。我把前前后后的情况向他细说了一番，曾在车间鼓捣过十几年各种机械的他打趣地对我说："您那天一定是吹热风太过，伤着了某个部位，人家都没法修了，这叫过犹不及。"我心里承认他的话说到了点子上，但还是回了他一"以牙还牙"："你还说我哩，是你那天买的肉太多，我的冰箱才被憋坏的，那也是过犹不及。"说完，父子俩都笑了。

留心你的脚下

来美国后，常在公共巴士的下车处或是某些建筑物的阶梯口看到一句温馨的提示：留心你的脚下！这本不足为奇，而且它的意思只是让你注意，别踩空了摔跤。可是它却常让我想起另外两次反差极大的脚下意外。

一次发生在我来美国之前。有一天我出门坐公共巴士，乘客爆满，挤得有如沙丁鱼罐头。突然，一个穿戴并不寒酸的光头男子大叫一声："哎哟，谁踩了我的脚？"旁边一位女士知道是自己的失误，连说："对不起，对不起，人太多了，我的脚没处搁，碰了你。"那男子找到了承担责任人，来劲了："你的脚没处搁也不能往我脚上踩呀！哎哟，我的脚越疼越厉害，怕是伤了骨头，咱们得下车去医院检查检查。"女士一听急了，申辩道："你这人怎么能这样？我的脚没处搁，往下探了探，感觉到碰上了别人的脚，我就急忙提起来了，怎么会伤了你的骨头！"光头男子故意装得不急不火说："伤没伤骨头你说了不算，我说了也不算，得去医院看医生怎么说。"去一趟医院没有上百块钱是完不了事的，两人便越来越激烈地争吵起来。脚下的事，没人看见，谁都无法插嘴。那女士涨红了脸也百口莫辨，最后只得摊牌："明说吧，你要多少钱？"对方显然早有准备，毫不迟疑地回应道："五十块。"那时候的五十块比现在值钱，可是女士没法脱身，只好掏出钱来消灾，气得她车一停就挤着下去了。那无赖男子拿钱后的一脸得意之色则引来一车人鄙夷的目光。

另一次是我移居美国之后。一天早晨，我一如往常去附近商业街的一家百货店买报纸。时值上班之际，街上的行人倒是多了一些，但远没达到摩肩擦踵的地步。不知怎地，我却心不在焉地一脚踩到了前面那位男士的脚后跟。我一醒过神来，深感歉意，连连说了几个"sorry！"被踩的男士手端一杯咖啡，正跟他的伙伴边走边聊。听到我道歉，忙回过头来，很客气地说："对不起，我挡了你的道！"说完，还给了我一个甜甜的微笑，让我的局促不安一扫而空。

这两件事的结局如此不同，而且在各自的国度里都不是仅此一次的孤例，令我一想起来心里就五味杂陈。中国春秋时期的法家代表人物管仲曾有名言"仓廪实而知礼仪，衣食足而知荣辱。"意思是国家强盛了，上上下下就都会注重礼仪，老百姓富足了，就人人都会有羞耻心和荣誉感。可是当今的中国，生产总值已稳居全球第二，人民的生活水平也早就让整个世界为之刮目，为什么还是有不少人的道德意识让人不敢恭维？真希望国人同胞们在拼命挣钱时，也留心一下自己的脚下，别在精神领域里失足或走歪，以致人家总把一个伟大的文明古国看成是不文明行为的最大生产国和最大输出国。

男士时装秀

　　四年前，邻居张先生，刘先生和我一时兴起，排练了一个叫"男士时装秀"的节目．三个人都年逾古稀，腿脚不复青壮年时灵便，身板也略见僵化，可是节目一推上舞台，竟是演到哪里火到哪里，让观众个个笑得合不拢嘴．也难怪，对常人来说，别具魔鬼身材的妙龄模特儿在丁字台上走秀，只能在荧屏上见，想面对面地看真人表演，那绝对是一种奢望．如今，几个老胳膊老腿的白头翁亮相晚会舞台，一板一眼地"装模""作样"，自然是既新鲜又逗笑！

　　排练这个节目的艺术指导其实就是我们三人中最年轻的张先生．这位小老弟能唱会演，退休后曾在国内一个老年俱乐部风光过几年．来美国后正愁无处续粉墨之际，住进了我们华人成堆的老年公寓，再显身手，成了自办"春晚"的要角．他指教甚严，不论哪个动作欠火候，都要我们一次又一次地重来；连谢幕的动作都要再三推敲，反复练习．年岁不饶人，几个来回的双目平视走台步就能折腾得人两颊沁汗，近三分钟的前进，横移，穿插与迴环，更让人晕头转向．我和刘先生都是从没受过这类夹磨的生手，这回可真是领教了"台上一分钟，台下十年功"的艰辛．

舞台时装秀，音乐不可或缺，好的音乐既可统一步调，又能营造气氛，是整个演出的一大支撑，所以选曲子颇有讲究，也费了我们不少心思。似有神助，有一天我们无意中发现了一首藏族歌曲，伴奏以强势打击乐为主，气势夺人，节奏分明，略带沙哑的男低音充满雪域高原的神秘意蕴，很有震撼力，仨人一听就一致认定那是不二之选。现在想来，在后来的一系列演出中我们都有上佳的发挥，这曲子的提振作用功不可没！

要说，我们的表演并不复杂，也就是踩着"咚嚓咚嚓"的节拍走几步来一组人体造型，再走几步来另一组人体造型，如此轮换下去，总共也就是两分五十秒。但是我们很享受自己的演出。那些造型都是我们各人根据自己的审美情趣设计的，或送目远眺，或叉腰侧视，或托腮沉思，或抬手迎客……都满有雕塑趣味。每到这些造型定格一两拍，观众新奇得哇地一片大笑，我们也会因为出了彩而暗自乐滋滋。而最让我们振奋的是，三人并排站在了舞台最前沿后，有一个转身一百八十度，再迈步向台底走，同时右手将所提的西服甩上右肩的桥段。这一转，一迈，一甩，又潇洒又帅气，每每引来台下一片掌声，我们自己也美得嘴角直往上翘，而且很快进入佳境，演得越来越顾盼含情，步步生风。

弹指之间四年过去了，我们三人又老了一截子，可是偶尔上台秀那么两分多钟，也依然不减当初的那份生猛与大气。热情的邻里们笑着说："这三个老玩童，上台扭几下还真像那么回事！"

话说脑变

上了年纪的人容易出现脑功能减退，医学上称之为老年性脑变。一旦脑变明显，就是件很令人苦恼的事：拿东西丢三拉四很寻常，忘吃药忘冲厕所的事也时有发生，更麻烦的是出去蹓了一圈，想回家却找不着门。我住的老年公寓白发翁媪成堆，或轻或重的老年性脑变患者很有几位，常闹出些让人兴叹的困窘。

几年前的一天晚上，一位瘦瘦的老外敲开我的门，颤颤巍巍地小声问我："你知道我的家在哪儿吗？我想回家。"我常在一楼门厅里看见这位老迈的邻居，但不知其姓名，也不清楚他的房间号码，便扶着他一起乘电梯下到一楼，再带着他在附近的走廊里找寻。他一直目光呆滞地轻晃着脑袋，伛偻着身子跟着我。待走到一堵整整齐齐地镶嵌着一排排私人邮箱的白墙跟前时，老人像是在大海上突然发现了灯塔，一下子摸清了方向，转身就朝斜对面的那个房间走去，掏出钥匙开了他的门，再满含歉意地看了我一眼，进屋去了。看在眼里，我有点心酸。

另有一位白发老先生，病情似比上述瘦老外更严重一些，闹出的麻烦也更让人啼笑皆非。那年的夏季，他一连几天到了傍晚回家就找不着路，而且老是闯到我们那层楼的一个华裔老太太家门口，说那是他的家。老太太是单身，胆子又小，见一洋人老头天天往家里闯，疑心他图谋不轨，吓得赶紧跑到公寓办公室去告了一状。办公人员知道这位老先生的行为乃痴呆所致，只得耐心地向受惊的老太太解释。误会倒是解除了，可是老太太余悸犹存，其后十来天的时间，一到傍晚就锁好门，去外面溜达好一阵，以回避那说不清又恨不得的纠缠。

最有趣的事发生在同住在二楼的沈大姐和罗大姐之间。她们俩都来自青岛，一位已年逾古稀，另一位八十出头。前不久的一天，两人边走边聊，回到公寓兴犹未尽，又一同往沈大姐家走，准备进了家继续聊下去。可是到了沈大姐家门口，罗大姐以为到了自己家，习惯成自然地掏出钥匙开锁。沈大姐见罗大姐忙着开门，也毫不怀疑这就是人家的家，便一声不吭地站在一旁等着。人糊涂了，锁可没糊涂，罗大姐折腾了好几分钟，怎么也扭不动手里的钥匙。沈大姐见她有点着急了，打算上前帮她试试。正当她要伸手时，罗大姐骤然意识到，这正是沈大姐的家。结果，两人都笑到肚子疼，说道："咱们俩大哥别说二哥，都痴呆了！"

严格说来，沈罗两位大姐的乌龙未必真的属于痴呆，或许是因为她们的注意力太集中于自己的话题了，对待家门的事已是漫不经心。不过也不能排除与早期老年性脑功能减退有关，切不可真把它当作消闲谈资一笑了之，还是要郑重以待为好。

年逾古稀慎远行

去年入秋不久，儿子和儿媳得到了一次去亚利桑那东南部一个度假区小住几天的机会。自驾出行，他们决定带上我们两老一同前往。为了尽量减缓旅途的劳顿，临行前儿子将他的七座本田车中间的两把椅子卸下，就地铺上一张三寸多厚的单人软垫，给他妈妈备好一席卧铺；再将后排的三连座腾空，让我拿它当硬卧享用。

本以为这是一次远比随团旅游舒服得多的休闲活动，岂料随着事情的进展，麻烦越来越多，竟至让人苦不堪言。

此行的开头就不顺。出发那天早晨，我按儿子的安排坐在最后一排。车开动后我无事可做，就躺一会儿坐一会儿地反复体验那"硬卧"的舒适程度。没想到这大幅度的起伏产生了波涛汹涌的效果，车还没开出旧金山湾区，我的头便晕乎起来，心里也隐隐作呕。几分钟之后，我已觉得难以支撑，不得不跟坐在副驾驶座上的儿媳交换位置。副驾驶座视野开阔，也没有车尾的大幅摆动，可是我的恶心依旧不得缓解，终于在二十来分钟之后，因一个急速后仰的动作引发了揪心的呕吐，一次次的胃部收缩把刚吃下的早餐连汤带水全部挤了出来，弄得身上车上到处粘糊糊，甚是狼狈！

比晕车更加狼狈的是，经过整整两天的长途驱车，我们总算到达目的地，住进了预定的套房。可是不知是谁把房间的温度调得很低，我们一家人进去后，个个都觉得冷飕飕的，直打寒惊。我的双脚因久坐不动而充血，鞋子变得有点夹脚，落座后我赶紧把鞋袜一起脱掉。不料去了一趟洗手间，冰也似的的瓷砖地把我的脚心冻得寒彻筋骨，当晚就茶饭不思，第二天更是无精打采，完全陷入感冒状态。

按说，因一时着凉而感冒，并非十分严重的病痛，多喝点开水，静心休息一两天也就调理过来了。可是我们落脚的这个地方实在不是个养病复健的好去处。一位在当地做生意的华人朋友告诉我们："这里海拔两千多米，周围松林遍布，夏天很凉爽，适于避暑，冬天积雪很厚，是滑雪爱好者的天堂。可是你们来的不是时候，没什么可享受的，而且吃不到像样的中国饭菜，有些体弱的人晚上还会因为高原反应而睡不踏实。"他的话正好道出了我们的苦衷：这里没有中国食品超市，我们自己做饭也只能吃中不中西不西的怪味餐。七十好几又切除了两叶肺的我更苦，因为胸闷几次在夜间被噩梦惊醒。

吃不好，睡不安稳，又没有让人感兴趣的文娱活动，一家人意兴索然。更怕的是把我的病情拖重，我们不得不提前三天打道回府。

回家路上，我想起了小时候常听奶奶念叨的一句话：一生不出门的是福人。那时我少不更事，总以为老人家年事高，赶不上时代的发展，难免说些旧话。如今看来，那旧话虽有些偏颇，对于生命已十分脆弱的残年老者来说，却是一个很值得考虑的提醒。

人老心莫老

人老的标志很多，有人说是两鬓染霜，有人说是眼角出现鱼尾纹，还有人说人老先从脚下起。这些说法各有其理，但是这些标志都不足为虑，长几根白发，横几道鱼尾纹，不会对一个人的生活状态产生太大的影响。我倒觉得，最需警惕的是，别早早就没有了心劲，也就是说，要经常保持一颗年轻的心。因为心若老了，体格再怎么健壮也难以有所作为。心不老，身体虚弱一点也能活得很精采。我有几个现成的例子。

一位邻居老太太，九十岁了，每周还要兴致勃勃地打几次桥牌。桥牌是项很典型的斗心眼的娱乐活动，极需思维敏捷。可是老太太一点都不露怯，往那儿一坐，就有一股子所向披靡的威势，没人敢因为她年高而掉以轻心。我不会打桥牌，但对老太太头脑之清醒甚是惊叹，曾问过她一个桥牌以外的问题："您已九十高寿，每星期还在咱们的公寓菜市负责收款，觉得吃力吗？"老太太笑咪咪却是毫不含糊地回答："那有什么吃力的？菜钱七角五分，人家给我一块，我找他两角五分，简单得不得了！"她那充满自信的回答让我一下子明白了为什么她能在牌桌上雄风犹存，她的心理年龄至多也就是六十来岁。

另一位邻居老先生，九十有三，头发快掉光了，只留下后脑勺上的大半圈，蛮像小人书里的智慧老人。老先生精气神挺足，说话还很幽默，尤其喜欢琢磨方言里的一些生僻字眼。他知道我对文学感兴趣，就隔三差五地找我切磋诸如门旮旯的旮旯二字有无象形演变，把它们摞到另一摞书上的两个摞字有无区别，别把扁担戗在那儿的戗字怎么写之类的问题。他的涉猎稀奇古怪，好些我也不得其解，但是我很乐意跟他疑义相与析，一方面是因为我从中获益不浅，另一方面是他那种"朝闻道，夕死可矣"的好学心态扫掉了我的不少暮气。

我自己也有一段很值得反思的经历。两年前，我学英语的积极性还很高，每天晚上入睡前都要躺着默背近四百句很有适用性的英语句子。坚持过一年多后我发现，一间断十来天便几乎忘得一干二净，又得从头学起。如是者几次后，我认定不是我没有意识到英语的重要，也不是我舍不得下功夫，是我太老了，老得大脑已衰朽得有如一张使用过上百万次的复写纸，再怎么使劲划也留不下什么痕迹，于是很有自知之明似地中止了这方面的努力。不久前，我跟一位刚从国内来的年轻朋友谈起这事，他深有感触地表示了异议："学说外语是个实践性很强的过程。您的关键问题不在老而在于您只背不用，听觉系统和发声系统都没有得到锻练，很难记忆深刻。我在国内也花了不少时间学英语，很多句子也倒背如流，但是没有对话机会，没多久就全还给老师了。"年轻人的体验点化了我，我想起最近几个月每天早晨漫不经心地瞟几眼来自中国的对外英语电视节目，虽然大部份都听不懂，但也渐渐地越来越有些点眉目了，若是再专注一些，坚持下去，必能不断精进。

由此我不禁警觉起来：老年人千万不要轻言自己衰朽无能，否则，会导致一身潜力都浪费掉而活得像半个植物人。

人生难得寿而康

秦老太太今年已九十有七了，可是除了耳朵有点背外，几乎没有其他什么病痛，而且说话中气很足，走路不用扶手轮椅，活得有精有神。

最能体现秦老太太老而不衰的事有三件：

其一，就在两年前她还隔一两年就独自一人从旧金山乘飞机回北京看儿孙，从未有过什么闪失。有人问她受不受得了倒时差的不适，她笑着说："我没有倒时差的麻烦。不管走到哪里，也不管是白天还晚上，我饿了就吃，困了就睡。孩子们看我年纪大，都迁就我，我一点罪都不受，所以也没感到什么不适！"

其二，她姐姐的女儿单身，比她小二十多岁，可是身体虚弱，常为病痛困扰。稍一严重，她这个做姨妈的就赶紧跑去照料陪伴，一呆就是十天半月。邻里们都感叹说，像秦老这般年纪的人，早就该有个政府付费的钟点工为自己服务，可她不但没申请这项福利，还能抖擞精神去伺候自己的侄女，实在难得！

第三件事就更让人称奇。前不久的一天下午，她去一个比她小十多岁的老朋友家闲坐。朋友边做针线活边跟她聊天。不一阵，朋友换线穿针，眯起双眼左穿右穿怎么也穿不进，用嘴唇将线头调制了几次也不奏效。秦老太太见她那么费劲，把握十足地说："还是让我帮你穿吧！"只见老人家接过针线后顺势将双手往窗口方向一伸，两眼一凝神，只几秒钟的功夫那细线便顺顺溜溜地穿进针孔里了。朋友看在眼里佩服在心头，因问其故。老人家抿嘴一笑说："这叫返童光。"

在我们老年公寓里，活过九十的人并不少见，但是像秦老太太这样既高寿又健康的老者却是凤毛麟角。为此，我还专门登门拜访了老太太一回，希望探得一点个中的秘诀。

我说："秦老，您寿而且康，这是难得的福分。我想知道，您是不是在饮食方面有所控制？"

秦老满脸带笑地说："我从不忌口。年轻时物质条件差，容不得谁挑三拣四；现在一日三餐都是儿子儿媳料理，我静享清福，心里美滋滋的，吃什么都觉得香，所以啥都吃。"

我又说："常见您大清早在院子里打太极拳，压腿扭腰，这里面有什么奥妙吗？"

这回秦老更哈哈大笑起来，说："我一点套路都没有，哪里会打太极拳，我只是凭着想象在哪儿瞎比划，活动活动筋骨。要说这么做能起点什么作用，那就是我坚持好多年了，胳膊腿没怎么太僵化。"

说到这里，秦老停顿了一下，然后很有感触地告诉我说："其实，对身体最有影响的是人的心情。心情不好，吃不下，睡不着，挺折腾人。我看得穿，不爱生气，总乐呵呵。心里不搁事，人也就不惹病。"

老人家这席话让我发现，她的生理年龄和心理年龄都远小于她的实际年龄，看来前面的生命历程还长着哩，公寓里的下一位百岁老人非她莫属。

少年夫妻老来伴

少年夫妻老来伴，是中国人常说的一句俗语，意思是男女两人结合在一起，年轻时是恩爱夫妻，老了就是亲密的伴侣。这俗语并不俗，理解起来是需费点思量的，特别是老来伴三个字，要想深切的感受它还真得有些非同寻常的人生阅历。

最近，公寓里一位年过八十的老朋友被癌症折磨多年之后终于逝去。他生前与我谈词品曲多有交往。噩耗传来，我非常难过，打电话给他的太太，想去她家给她一些安慰。她听出我的声音，马上泣不成声地说："实在对不起你，他这一走，我简直不知道该怎么活下去，我实在是受不了……我现在感觉非常疲惫，脑子里一片空白，只想一个人呆在家里……等我缓过这一阵，我一定把他最后的情况告诉你……谢谢！"突然失去老伴的另一半声泪俱下地诉说自己的痛不欲生，让我喉头哽咽，也勾起了我的许多回想。

我的岳父岳母是抗日战争期间结识于战地救护队的一对热血青年。婚后琴瑟和谐，育有三子六女。孩子们成家立业后，家家的生活环境都比父母的好，也都希望退休后的双亲到自己家里来住一段时间。可是老俩口谁家也不去，就喜欢厮守在自己那套客卧厨卫的界线都不大分明的职工宿舍里。

1999年8月，八十六岁的岳父灯干油尽毫无前兆地撒手人寰。平日里忙进忙出笑容满面的岳母骤然就失去了原有的神彩，话不多了，行动迟缓了，潜在的种种病痛接踵袭来。不到两年时间也匆匆驾鹤西归。孩子们一阵悲痛之后明白过来，孝心也难以弥补落单老人内心的空寂，妈妈是追着爸爸而去的。

2008年，我们公寓里人缘最好的邻居谭老大姐因患胰腺癌过世。临走那天清晨，忍痛躺了三个多月的她意识到自己已临近终点，用了最后一点力气把丈夫唐先生叫到临时为自己搭的单人床上，紧紧地偎进老伴的怀里，静静地停止了最后一息。料理完太太的后事后，孤雁般的唐先生对我说："她在我身边时我总埋怨她太霸道，现在我巴望着她来对我霸道，可是她永远来不了啦！"话刚说完，一颗豆大的泪珠便从老人凄苦的面颊上滚落下来。

这两年，我在市老年活动中心认识了一位常用轮椅推着自己的老伴四处走动的老太太。她的老伴偏瘫了，生活不能自理，连吃饭都得她一口一口地喂。日子久了，她已累得憔悴不堪。可是她依然无怨无悔地把全部精力都用在维护丈夫的生命上。她悄悄地对我说："他再怎么不行也是个活人，看着他睁着眼睛我就觉得我的这个家是圆满的，我心里就踏实。他要是把眼闭了，这个家就碎了，我苟延下去还有什么意思？所以我拼着命也要让他活下去！"

回想这类事例，往往令我心酸，也令我感叹。风烛残年中的老来伴是夫妻两人用漫长岁月搭建起来的相互关爱，相互支撑和相互包容，一旦失去就找不回来，也难以替代。但愿普天下的老伴们健康长寿，且行且珍惜，共享老来伴带来的温馨与欢乐。

走秀

　　今年二月中旬，公寓里一个群众团体为六十多位居民举行了一次迎新春联欢会。联欢会开得很成功，表演的近十个文艺节目精彩纷呈，几乎全都达到了公寓前所未有的水平。特别是其中的《走秀》一场，参演的八位女士个个步态轻盈，顾盼生姿，给大家带来了别样的艺术享受，引来欢笑连连。

　　说起这场《走秀》，还真是有它的难能可贵之处。

　　那八位女士全是奶奶级的白发老者，谁也没有舞台表演经验，决定上台时，已只剩十来天的时间，而且还得从零开始进行突击式的赶排，难度相当大。可是她们听了节目发起人的说明后知难而进，硬是抖擞起精神拼了。

　　最基础的走台步，行进中的队列变换，按设计的位置定点造型，是节目中的三大要素，凑合两下是出不了彩的，她们就踏着音乐的节拍猛练，一遍不行几遍，几遍不行几十遍，达不到指导老师的要求就接着来。造型亮相是整个表演的点睛之笔，谁都不敢怠慢，几乎所有的老太太除了在排练场细琢磨，回到家里都还要对着镜子摆姿势，找感觉，尤其是抱臂扭腰撇臀偏头几个动作，左试右试不嫌烦，十次八次不泄气，找不到自己满意的一瞥

决不罢休。 开始时约定的是八个人每两天集中到一起练两小时，后来发现练得还真有点看相了，积极性大增，干脆改为天天练

说来也奇，这些老奶奶大都八十上下了，平时走路腿脚都好像不大听使唤，可是一练起走秀来骤然地都来了劲，挺胸，收腹，甩胳膊迈腿，全都有模有样，就好像一下子年轻了几十岁。有人说，台后多少汗，台前多少赞，不无道理。

联欢会结束后她们的演出成了人们议论的焦点，大家都夸她们老而不衰，芳华依旧。

除了赢得普遍赞扬，这场《走秀》演出还产生了激发效应，好些人发现那些平日并不怎么惹眼的老奶奶到了台上居然也能活力四射光彩照人，禁不住怦然心动，也萌生了参加演出的念头。十分典型的是一位女士对文体活动很有兴趣，可是每天都得搭乘公交车去儿子家看孙子，做饭，打扫卫生，直到掌灯时分才回到公寓，常常累得什么都不想干。听说了《走秀》的盛况后坐不住了，赶紧加入到她们的行列进行练习，一身的劳累也不知不觉地消失了。

更有意思的是，一位酷爱文艺的老先生看过《走秀》后发现，七八十岁的老人似乎都很希望带着自己的夕阳风采到舞台上痛快淋漓地潇洒一回，心想，何不把公寓里十几位有些表演专长的人纠合起来，一边自娱自乐，服务邻里，一边找机会到附近的老年公寓或老年活动中心去演出，争取产生点社会效益。

他的想法得到那些文艺活跃分子们的一致赞同，很快，一个乌兰牧骑式的文艺活动小组便成立起来了，而且没几天就开始了走出去的演出活动。

一个精彩节目引起轰动并不稀奇，可是像《走秀》这样激起阵阵波澜的，还真不多见。

买报与看报

打从2013年二月初开始，我就每天去外面买一份版面清爽，栏目分明的中文日报回来，寒来暑往已五度春秋，几乎从不间断。

不过与其他人不同，我买报不单是为了阅读，还缘于健身的需要。那年因检查心血管而意外发现我的肺部出现了严重的癌变，医生大开大合将我的胸腔横向切开半圈，再拿掉两叶肺，把比拳头还大的肿块取出来。手术做得倒是很成功，只在医院住了五个晚上就被劝回了家，而且没几天就能独立活动了。可是少了两叶肺，动作稍大就会引起气急，我不得不想办法加强锻炼，充分发挥所剩肺泡的潜能，以弥补手术给肺部带来的残缺。正在我考虑采用什么方式进行锻炼时，一位癌友送了我六个字："百练不如一走"。我当时对以走代练有点不以为然，但是他把这这六个字说得有如古往今来屡试不爽的绝招，又文诌诌地像是出自哪部医学典籍，不由人不信，于是我当下就决定试它一试。为了给这一试增加一点动力，我还赋予了自己一项使命：天天出去买报，去那个每买一次报就能走得我微微沁汗的商场买。从此，买报便成了我每天风雨无阻的一段日程。

天天买报自然是天天都要看的。我看报也跟一般读者不大一样，不是抢读新闻而是核实信息。我是个网虫，每天早晚都雷打不动地要在网上花一两个小时关心时政大事。如今的互联网天宽地阔，新闻量海大，可是其中不负责任的八卦传闻和无稽之谈比比皆是，往往搅得人真假难辨，莫衷一是。报纸就不同了，一旦印行了，就白纸黑字昭然于天下，且无法见势删改，是容不得别有用心者胡编乱造的，所以它的可信度相对较高。正是因为这个缘故，我在互联网上获取了一些个人以为很重要的信息后，总要再在报纸上搜寻一遍，看看有无类似者。找到了，对照一下，如果基本内容相同，我便踏实了；若是报上的信息与网上的明显不同，我通常是觉得报纸更靠谱。此外，我喜欢买报来看，还跟一种心态有关。我觉得桌上一杯茶，手中一份报，从容不迫地品读，安安静静地思考，较之老年人常参与的一些其他的娱乐活动，更多了些闲适与雅趣。

买报与看报是一件平常得不能再平常的事，可是天天做，年复一年，它也能引出一些未曾想到的效应。比如，我们老年公寓里的部分邻居见我得了那么严重的肺癌，几年走下来，竟已是红光满面，越来越精神，也逐渐开始了以走代练的尝试。再比如，我忠贞不二地专读那一家中文日报，久而久之受其文艺副刊的濡染，居然也能效颦似地为之写些小文章。写文章是个很典型的脑力活，有延缓脑功能退化之效。如今我已年近八十，依旧时有灵感闪现，显然与常思常写有关。

养老防儿

养儿防老作为一种生存之道，曾在中国延续了很久很久。也难怪，在那段十分漫长的农耕时代，以家庭为基本单位各自为战，生产力极为低下，一年劳碌下来能积攒点余钱剩米的人家少得可怜，更谈不上有什么社会机构为弱势群体提供生活保障，所以人老到失去劳动力的地步时，也就只能靠儿子来支撑自己的风烛残年。

还好，历史演进到上世纪五十年代，中国的社会形态在世界潮流的裹挟之下发生了很大的变化，凡在国营单位工作的人，到了一定的年龄就可不再工作而享受国家发给的退休养老金。这一社会变革具有划时代意义，不仅让那些为国家奉献了毕生心力的老一辈衣食无忧，也使许多上要养老下要养小的儿子们肩头轻松了一大截子。

更令人振奋的是改革开放以后，中国经济保持了连续几十年的高速增长，老百姓成批成批地富了起来，连那些靠养老金生活的退休老者都能揣着鼓鼓的钱包飞往世界各地尽情潇洒，温饱问题就更是不在话下。养儿防老这一古老的遗训也因之渐渐地淡出了人们的记忆。

然而历史的长河里的，也时不时会激起几片异样的浪花，让人为之错愕。就在绝大多数中国老人都在为靠自己的退休金就能安度晚年而喜滋滋之时，某些儿子在父母面前极端任性的表现又让他们在万般无奈之中不得不重新对"养儿防老"四个字进行审视。下面就是几个真实的例证。

2003年我刚定居美国不久，参加了一个免费的英语补习班。一位同窗课余闲聊时感慨万分地告诉我，她女儿的隔壁住着一对三十来岁的中国夫妻，养有两个儿子。为了节省开支，男主人把自己的母亲从中国接来帮忙。老太太是位退休职工，能跟儿子孙子朝夕相处自是喜出望外，来了之后每天做饭，看孩子，收拾房间，忙得不亦乐乎也毫无怨言。一家五口的日子因之过得其乐融融。弹指之间小孙子满十二岁了。几天后，两口子突然对老人说："妈，十来年您辛苦了。我们替您联系好了一个华人旅游团，您准备一下，后天就随团出去轻松几天吧！"难得儿子儿媳如此孝顺，老太太高高兴兴地接受了这一安排。可她哪里料得到，等她旅游回来时，儿子的一家竟已搬得无影无踪，既不留个地址或电话号码，也不托人给她一点费用。可怜的老人呼天不应叫地不灵，气得边哭边骂。幸亏身上还揣着从国内带来的一千多美金，才在邻居们的帮助下买机票飞回了中国。

大约半年前，我在好几种媒体上看到了内容基本相同的一则新闻。一位中国妈妈望子成龙，把自己的房子卖了送儿子到加拿大留学。儿子倒也争气，几年后真的学有所成，拿到了一个绝无水分的硕士学位。可是不知是那根神经错了位，这位响当当的硕士既不留在加拿大继续深造，海归后也不找个工作奋斗前程，竟一头宅在家里，过着衣来伸手饭来张口的少爷生活。开始时，刚退休的妈妈身子骨还算硬朗，忙里忙外也还凑合。可是随着年华老去，她也日见衰朽，渐感吃力。到了第十个年头，妈妈实在撑不下去了，便多次苦口婆心地劝儿子振作起来，自谋出路。可是儿子不为所动，依然故我。完全失望的老人终于不得不以一纸诉讼状将儿子告上法庭，以借助法律的力量为自己解套。

前不久，我老伴通过越洋电话跟她退休前的老同事周先生互问安好。周先生是个不藏心事的人，刚寒暄了几句便不胜感慨地把自己的一段"家丑"扬了过来。原来，他跟他的太太是住在离市中心很远的郊县的，两年多前，在市里工作的儿子突然劝他们把老家的房子卖掉，搬到市区来租套房住，以便晚辈们就近待候。老先生听了觉得是个道理，便照办了。进城后的开始一段时间，儿子儿媳也确实极尽孝道，隔三岔五就带点食品什么的登门嘘寒问暖，老两口心里热乎乎的甚是受用，以致当儿子提出想借他们卖房的钱去买一套大一点的住房时，两人都满口应承。可是打从儿子拿走钱之后，就再也没谁来家里打照面了。说到这里，周老先生在电话那头气得呼吸都有些急促地发了个狠心："今后小子们再来找我借钱，打死我也不借，我这不叫养儿防老，叫养老防儿！"

从养儿防老到养老防儿，是近几十年来中国家庭中出现的一种并不罕见的变化，让不少父母伤透了心，但这种变化有一定的必然性。一位著名的哲人早就说过，每一次重大的社会变革，都会带来某些方面的道德沦丧。中国的情形正是这一论断的有力佐证。

亦喜亦忧说微信

　　我是个很不能与时俱进的人，好些新科技产品在寻常百姓家都司空见惯了，我还甚感神秘。最典型的例子就是手机的使用。好几年前，国内亲友之间相互联系早就都以手机发微信免费进行了，我却因对微信一窍不通，想打个越洋电话还是只好花钱到杂货店买自己用惯了的电话卡。后来，电话卡快绝迹了，连店老板都不无诧异地问我："什么年月了，您还用这玩意儿？"

　　去年春末，儿子和儿媳一起移居美国，发现还必须用落后的付费电话才能呼到我，大感意外，赶紧帮我在手机上设置了微信，并把我放进了好几个群聊朋友圈，让我分文不花就能跟圈里的朋友进行语音聊天，视频聊天，甚至转发文字资料或图片。

　　打从我的手机开通了微信，我的生活状态就有了明显的变化。我开始花很多时间在手机上听朋友介绍的音乐，看朋友推荐的表演，反复诵读朋友转发过来的各种名言警句，还利用简短的信函往来跟朋友们交流各自的人生感悟。我的这种变化甚至感染了我的老伴，根本就不用手机的她从我这里发现了微信的奇妙，赶紧找出几年未动过的iPad，让孩子们也帮她设置好微信功能，然后一天好几次地用它来跟自己的亲朋好友通话。

微信的频繁往来给我和老伴带来的好处是多方面的，它为我们增添生活情趣，丰富保健知识，扩展时政见闻，还大大地拉近了亲戚朋友间的距离。最让我感兴趣的是通过视频跟我的老姐姐聊天，看着她为我心想事成满脸带笑，为我或我老伴的病痛双眉紧锁，我好感动。

然而事物总有两面性，能让你愉悦的，往往也会使你烦恼。微信交流亦不例外。在我的微信朋友圈里，有几位不知怎么对网上的各种信息那么感兴趣，每天都会给我转来好几则，我的手机隔不多久就会叮当响一次。你不看它，有负朋友的一片好意，看吧，它又常是早已拜读过的旧闻，真让人有些不胜其扰。也采取过回避措施——把音频关掉，可是如此一来，有人打电话来我又无法及时接听，比反复读旧闻更误事。

尤其忽悠人的是，不少信息的观念相互矛盾，让你无所适从。比如喝牛奶，传统上都觉得它有益于补钙，可是一种新的说法是"以牛奶补钙，越补钙越少"。你该信谁的？更有可怕者，一篇长文介绍说，他爷爷患晚期肺癌，绝望之下用了一偏方，每天喝一杯用土豆打成的果汁，几个月后，所有癌细胞竟然全部消失。他说得有根有梢，可是我实在担心，如果他的爷爷绝处逢生只是一个特例，那些病急乱投医的人也去照办，岂不要贻误治疗时机枉丢性命！这危害可就太大了！

新科技层出不穷，但往往暗藏双刃，使用时务必慎之又慎。

朋友是面镜子

董先生名谦，跟我住在同一个老年公寓里，因爱好相近，兴趣相投，与我往来颇为密切。

先生好客，待客之道是主随客便。我第一次去他家拜访，他先搬出好几盒茶叶再问我："你爱喝什么茶？花茶，白茶，龙井，铁观音，我都有，随你挑。"我告诉他我不喝茶，他就给我倒了一杯白开水，然后捧出一个广口陶罐说："如果不怕酸就尝尝我的泡菜，看看我的手艺；要是怕酸，咱们再来点别的。怎么样？"他的随和与朴实让我一见如故，而且让我马上就觉得自己待客的那套书生礼数，不但没有董先生这样的亲和力，反而弄得客人陪着你拘束别扭。

董先生的书法功底之深厚远非一般人可及。有次我与他闲聊，谈到各自学写毛笔字的心得，他把自己保存的的几大摞书法习作全拿出来跟我切磋。习作中有行书草书楷书等书体，各具风韵。麻将牌大小的工整楷书尤其见功夫，不仅点划出神，疏密有致，用墨的枯润也很是讲究，看得我由衷地佩服。我问他是怎么练出这一笔好字来的，他很谦虚地说："我心里有数，其实这字写得很一般。不过我倒是有点体会：下苦功，天天练，持之以恒，谁都能一点一点进步！"他说得很实在，让我想起苏东坡的书论名言——"笔秃千管，墨磨万锭，不作张芝作索靖"。同时也暗自责备，自己为什么没有像董先生这样，日复一日年复一年地将前贤的名言付诸行动。

董先生擅长吹口琴，每次在公寓联欢时的表演都大受欢迎。我爱唱歌，也常在公寓的联欢舞台上嚷两嗓子，可是一直找不到一个伴奏者。听了董先生的吹奏我喜出望外，问他愿否跟我合作演出一回。他毫不迟疑地欣然同意，并在得知我想唱的歌是 f 调后马上表示："我现在吹的口琴是 e 调的，过几天就去买个 f 调的回来为你伴奏。"董先生对朋友的事如此认真，令我十分感动。坦白地说，如果我是董先生，我很可能就用已有的e调口琴将就一下，因为e调跟f调只差半个音。

董先生还是一位口碑极佳的孝子。前些年，九十多岁的老母亲住在香港，由二儿子和小女儿侍奉左右，生活倒也安定。可是董先生觉得，上了年纪的人别无所求，只有亲骨肉牵肠挂肚，每年都要回香港陪伴老人家一两次，每次都在一个月以上。今年春上，老人家溘然仙逝，他又赶紧飞回香港料理后事，并克服重重困难将老太太的骨灰运回广东老家，埋在先走了几年的老父亲身边。他告诉我说："送老父亲走时我就希望将来两老在九泉之下仍能相依相伴，所以一次买了两块相连的墓地。现在这愿望总算实现了，我也稍感心安了一些。"我的双亲早已辞世，也都入土为安了，可是作为独子，我事前并没有想到为父母的百年后事做些谋划。听了董先生的话，我深感愧疚。

与董先生交往久了，我悟出了一个道理：朋友是一面镜子，常对照，能警醒自己。

遇事莫蹉跎

　　我有个丑毛病，做事没有紧迫感，喜欢拖拉。尤其是一些有预定期限的事，不到不得已的最后几天，我多半都是不动手的。就好像一台狄塞尔内燃机，不给足压力就打不着火，没法启动。举个典型的例子，若是有人安排我写篇文章，说好十天后交稿，不到第九天我都无心提笔。

　　这丑毛病有时也让我很狼狈，眼看交差的时间就要到了，我这儿还没完事！不过我是个听人说我言而无信比被人捅了一刀还难受的人，在声誉攸关的紧要关头，我总会不吃不喝地拼一把，让事情有个说得过去的了结。还算幸运，我的几次狼狈都有惊无险，不曾在朋友面前自食诺言。

　　有人说，不摔跤的孩子长不大。这话有点像戏言，却很值得玩味。我正是没有因为办事拖拉而栽跟头，一辈子也没养成事不过夜的好习惯，直到最近，我还故态复萌了一次。不过这次虽也没有酿成大麻烦，却惊得我额头冒冷汗，让我清醒了许多。

　　几个月前，一位对公益活动极为热心的朋友交给我一大摞裁得整整齐齐的红色长方形纸块和其他装饰材料，请我帮她书写六十张各带四字祝词的贺岁小条幅，为了看起来喜庆，最好能在墨迹未干时撒上些五颜六色的彩粉。我知道她这又是在为某个集体活动做准备，也知道活动是在整整一个月以后才举行，便欣然答应一定按时完成。不过我的老毛病并未因自己的乐而为之而改变，前两周我依旧事不关己似的优哉游哉。

到了第三周头上，我突然想起要在墨迹上撒彩粉的事。那彩粉实际上是些极其细小的彩色小鳞片。那小鳞片能不能被墨水粘住，我心中完全没底，于是开始做实验。不料左试右试都不理想，便有些泄气，心说，反正还有两周的时间，先搁几天再找辙吧。

谁知自那以后，麻烦事就接踵而至。先是来美国不久的儿子严重胸闷，又毫无英语沟通能力，我不得不陪他去医院预约，去见他的家庭医生，去做心脏扫描。

更糟的是，有天晚上我帮他抢时间去东湾搬家，因气温偏低，又刮着风，我感冒了，又咳嗽又流鼻涕，撺一把鼻涕眼泪也跟着往外涌，想做事却无精打采，再找辙的事只得再往后拖。

拖毕竟是有限度的，总不能拖到误了朋友的大事。到了最后三天，我不得不硬撑着不睡觉，把那六十张带彩的贺岁小条幅完成了。遗憾的是，人在病中，写出的字也精神不起来。

这次遗憾与以往的有惊无险不同，给我的心理冲击很大，让我再也不敢把本来今天可以做完的事留到明天。因为对于一个已经步入风烛残年的老者来说，今晚躺下，谁知道明早还起不起得来！

哀莫大于自甘丑陋

1985年，作家柏杨出版了他的新作《丑陋的中国人》。虽然这本书的书名有些刺眼，内容也明显是家丑外扬，可是它直言不讳地揭示了一个文明古国的民族劣根性，让所有读过它的中国人更清楚地意识到自身的弱点并为之警醒，还是得到了广泛的称赞和肯定。然而非常遗憾，三十多年过去了，劣根未除，不少中国人丑陋依然，让人看着两颊沁汗，心里发烦。我就亲睹过以下情景。

每个周五的下午，我们老年公寓的管理人员都会在门厅里摆出几大堆各种各样的袋装面包，免费供内部居民选用。不过这对这里的居民来说，只是锦上添花，算不得雪中送炭，因为他们虽然全在低收入之列，却个个都无衣食之忧，并不指着这些面包救急。有人去选上一两袋，也只是图个方便而已。可恶的是总有那么几位精明的同胞别有算计，早早就坐在门厅的沙发上等着，面包一来就先抢着装走满满一大塑料袋，回家后分装成若干小包，第二天再东一家西一家地分别送给自己的朋友或亲属，还要为自己并不光彩的小伎俩偷着乐。

在离我们公寓不很远的地方，有一家老年活动中心，从周一到周五向低收入的老年人提供廉价午餐，每份三美元。有一个阶段，不知为什么变成了无力交费者可以不交，于是便有大批老年人分文不花地前去进餐，其中中国老人约占八成。可是不久，这几乎无人交钱的午餐终于支撑不下去，只好又恢复成每人每餐必交三美元。既是必交，进餐者登过记后就该立即向收款箱里投钱，岂料个别国人姊妹却往往在收款箱前虚晃两下就大模大样地进去了，而且是一而再再而三，气得管理人员不得不废掉收款箱，直接伸手要钱。

还有更恶劣的。几年前我从北京乘中国航空公司的客机返美，那次航班乘客不是特别多，中间那一片的空座不少。离起飞大约还有十来分钟时上来一个吊儿郎当的年轻人。他先将自己的随身物品塞进行李架，再找一个全都空着的三连座躺下，便开始毫无顾忌地抽起烟来。他是仰卧着的，一条腿蜷成支架，另一条腿搁在支架上来回晃动，嘴里还一个接一个地吐着烟圈，完全是一副泼皮无赖的架势。周围的乘客个个都恨不得上去搧他两耳光。

其实，上述这些人全都知道自己的阴暗，可是他们不以为耻，反觉得意。究其根由，正是柏杨先生在《丑陋的中国人》里指出的，很多中国人因深受传统文化中糟粕部分的浸染，人格曲扭，道德缺失，走到哪里都只看重自己的得失而置他人的权益于不顾。人常说，哀莫大于心死；我更想说，哀莫大于自甘丑陋。心死者未必殃及别人，自甘丑陋者却是什么危害别人的事都敢干！

别拿自己太当回事

　　别拿自己太当回事，是市井百姓常说的一句俗话，通常的意思是不要以为自己挺了不起，世上比你有能耐的人多了去。这话说得有点俗，但是不无道理。好几年前，我就在公寓里见过这方面的一个很典型的实例。

　　那是2005年冬天的一个傍晚，我被叫去参加一个座谈会，讨论华人居民委员会的换届问题。会上发言的主要是该居委会的几位现职成员，个个都是八十多岁的耆老。当时我新来乍到，人地两生，他们说的人与事我都对不上号，但是基本意思我搞清楚了，那就是这一届的几位成员都很称职，无可替代。换句话说，他们认为现有居民中还没有谁能超越自己。而后来的实际情况却是，没过两年几位老人家相继辞世，居委会的成员全部更新，工作状态也随之出现了远胜前任的新气象。这件事给我留下了很深的印象，让我第一次明确地意识到太把自己当回事，就很容易埋没他人。

　　别拿自己太当回事，这句话还有另一层意思，就是不要老觉得自己是个人物，没人抬举心里就不舒服。这层意思同样也很能发人深思。要知道，发自内心的抬举源于对那些办实事又处世低调的人的敬仰；喜欢端个空架子虚张声势的人，即使有些作为也树不起多好的形象。关于这，我也曾亲睹过很难忘的一幕。

那是在更早的1986年，我正在湖北省E市的一家建材研究院工作。这家研究院是全省首屈一指的民营企业，发展迅速，业绩辉煌，红极一时。那年老板高兴，搞了个建院三周年的庆祝会，邀请了不少宾客共襄盛举，其中包括市委副书记和他手下的几位干部。庆祝会开得喜气洋洋又充满豪情，与会者大受鼓舞。只遗憾在会后的宴席上留下了一点不愉快。问题出在那天午宴的具体负责人完全没想到要按宾客身份排座次的规矩，来了个自由组合入席。结果，院长周围坐满了院内的职工，职位最高的嘉宾市委副书记一干人被晾在一边不知所措。尴尬了一阵，副书记跟他的几位同僚低头耳语了几句，面带不悦之色分头上了两辆小轿车。院长发现了赶紧赶过去想挽留，可是没到跟前人家已绝尘而去。这一幕立即引起了职工们的纷纷议论，大家的一致看法是，"这帮市委领导也太拿自己当回事了，就跟我们小小老百姓坐在一条板凳上吃顿饭，还能矮了你们几分？"

别拿自己太当回事要是用在对付疾病上，作用也不容小觑。病人，特别是老年病人，病情稍一严重就会出现种种后顾之忧，诸如配偶落单，儿女失去依靠，孙子辈无人照看之类，就好像自己是根缺少不得的顶梁柱，一旦倒下，全家都没法过日子。其实这些焦虑未必都会变成现实，老搁在心里不仅无补于事，还会增加精神压力使病情恶化，正不如抛开一切身外之物，安下心来接受医生的治疗。常言道："心宽体胖"，说的不正是少操心有益于身体健康吗！

不必要的保密

住进老年公寓后，与邻里们的接触明显多于以往。日子久了，我发现好几位老者特别注意保密，常常在与我交谈或是做完某事之后，又颇有些害怕天机泄露似地示意我，最好不外传。其中，最典型的几件事都与健康护理有关。

第一次出现的情况是，在罹患了一场大病又死里逃生之后，我的身体十分虚弱，动作稍大一点就会气喘吁吁，一向很关心我的龚老太太十分同情地支了我一招："你先向县里的健保部门要一张家庭健康护理工的申请表，拿着表到你的家庭医生那里去陈述你的申请要求，家庭医生会帮你把表填好再寄回县里。县里若是得到医生的支持意见，很快就会派人到你家里来做面对面的考察，以确定你需要帮助的工作小时数，并让你自己找一个家庭健康护理工帮你做饭，打扫卫生，或作其他的服务。护理工的报酬由政府支付，你只需签报工时即可。"说完这些，老太太复又一脸郑重地补了一句："这事你悄悄地做，别到处说！"

大约是在我有了健康护理工帮我打理家务半年之后，另一位正住在我楼上的周老太太有天来我家，颤颤巍巍地请我教她填写护理工的工时表。老太太眼力不怎么好，我问明情况直接帮她填好后把表还给她，说："您写这么小的字太费劲，以后收到工时表就拿来让我帮您填吧！"老太太挺高兴，两眼笑得眯成了一条缝，然后附耳对我说："太感谢你了。不过很不好意思，您帮我保点密，别让旁人知道我有了钟点工！"

最近发生的事则是，一位做过膝盖手术的宋老先生知道我比较清楚有关家庭健康护理工的事，通过电话问我护理工怎样才能得到政府给的医疗保险。我告诉他："很简单，护理工服务满两个月后，打个电话或是写封信到县里的家庭健康护理办公室提出医保申请。办公室在电脑上核实了申请者的资格后，会很快寄一封信给他，让他到指定的单位去登记注册，取得医疗保险。"老先生似很满意我的回答，连连称谢。听他的声音里满含笑意，我顺便关心了一句："您请的护理工工作快两个月了吧？"不想这回宋老先生迟疑起来了，期期艾艾地说他只是在帮一个朋友探问探问。其实，他的护理工我是见过的，他也是不愿将自己已有家庭健康护理工的事弄得任人皆知。

这几件事，让我一想起来就很是纳闷。经济条件有限的老年人，身体状况不佳，有些事情需人帮忙做，政府就花钱供你雇用护理人员，这是美国社会保障系统赋予一部分弱势群体的合法权益，享受者不会因此而低人一等，旁人无权说三道四，老年公寓也不会因为享受者过多而遭受指责，为什么我们的好些华裔移民面对这类很人性的大好事，总喜欢来点不必要的保密呢？小时候在老家常听到一句俗语——"关起门来吃肉"，莫非是这种心态又在异邦萌发了？

孤芳自赏又何妨

有幸安度晚年的人，最不缺的就是时间，不少人甚至会因为时间多得无从打发而犯愁。

我已垂垂老矣，又山不转路转地转到了美国北加州一个景色宜人的小城定居，吃住有社会补助，看病有政府保险，是实实在在的无忧无虑颐养天年。跟其他类似的时间富翁一样，我也曾因整日里无所事事而失落彷徨。不过如有神助，我很快就找到一个办法让我的枯燥残年有所寄托。

事情是这样的：一天下午，我独坐窗前面对后院里凋零的落花触景生情，感叹自己近年来身体渐趋衰弱，本来还有点味道的业余歌唱已渐觉力不从心，特别是那些飙高音的歌曲，恐怕过不了多久就会风光难再。进而想到，何不也像那些退休后埋头写回忆录的人那样，把自己的歌声收录起来，以便百无聊赖之时回味回味！于是找出一台收录机和一叠扑克牌大小的盒式磁带，权将洗澡间当录音室，关起门来自唱自录。

这收录机很有点岁数，盒式磁带也早已不再时髦，但是它们搭配起来仍自有其可取之处，就是不像刻光盘那样，必须先把声音信号数字化，储存起来，累积到一定数量再一口气刻成一盘。使用盒式磁带录音，不论录到哪里，都可以停下来，立即回放，满意了，就继续录下去，不满意，抹掉重来。对我来说，尤其有利的是，当唱到最高音时如果遇上嗓子状态不佳，声音拔不上去，或是缺乏气势，不必灰心丧气，休息一两天，等到飚出的高音又亮丽又富有激情时再录。所以一盒磁带录完，每一支歌听起来都显得相当完美。

说真的，用这种靠科技掩饰弱点的办法录制自己的歌声，我心中多少有些失落和无奈。但是当我第一次听完我自录的十几首歌时，我的心情还是大好的。那些拼接起来的好声音复制了我曾有过的巅峰状态，还把我带回了昔日多次参加业余歌咏比赛与各路高手同台竞技的美好时光。我的心理年龄好像又年轻了许多。从那一刻开始，我那台被冷落了好些年的收录机又忙碌起来了，我一遇闲暇就拿它放送我自录的歌曲。说来让人笑话，我居然还常常听得有点自我陶醉！

一天中午，老伴游玩泳回家，悄悄走进厨房，见我一边做菜一边听自己的录音，还一脸的自得其乐，禁不住笑了，说道："你这些歌，都是些过了时的老调，如今的年轻人谁还爱听？你就天天孤芳自赏吧！"

她说的是实情，不过丝毫没有影响我的兴致，倒让我想起早年曾听到的一句名言："青年人活在前瞻里，老年人活在回忆中。"当时我对这话体会不深，现在倒觉得它含有至理。有道是"夕阳无限好，只是近黄昏"，哪位老人愿意老盯着紧跟黄昏而来的无边黑暗？正是旧日那些可堪珍惜的点点滴滴才能让他们得到一些精神慰藉。所以我觉得银发老者倘能找出点自己心中的某种孤芳来，只要不招摇撞骗，守在个人天地里自赏一下又有何妨！

www.ingramcontent.com/pod-product-compliance
Lightning Source LLC
Chambersburg PA
CBHW031118020426
42333CB00012B/126